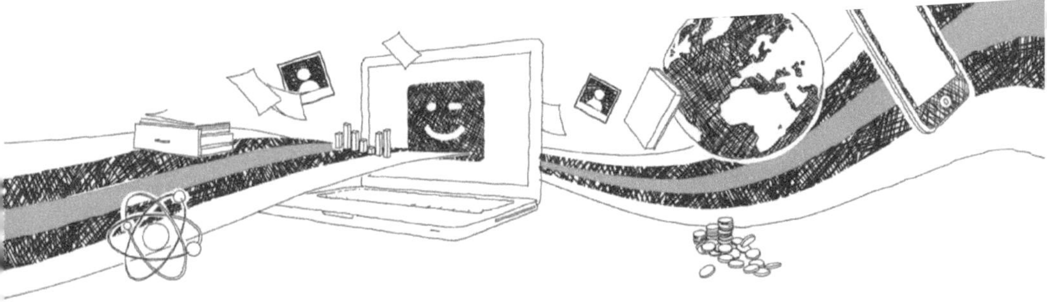

Eva-Maria Wagner

Behandlung des steroidresistenten nephrotischen Syndroms bei Minimal-Change-Glomerulonephritis (MCGN) oder fokal sklerosierender Glomerulonephritis (FSGN) mit Cyclosporin-A-Mikroemulsion oder Tacrolimus

Eine randomisierte Multicenterstudie

GRIN Verlag

Bibliografische Information der Deutschen Nationalbibliothek:

Die Deutsche Bibliothek verzeichnet diese Publikation in der Deutschen Nationalbibliografie; detaillierte bibliografische Daten sind im Internet über http://dnb.d-nb.de/ abrufbar.

Impressum:

Druck und Bindung: Books on Demand GmbH, Norderstedt Germany
ISBN: 978-3-640-14592-8

Dieses Buch bei GRIN:

http://www.grin.com/de/e-book/113857/behandlung-des-steroidresistenten-nephrotischen-syndroms-bei-minimal-change-glomerulonephritis

AUS DEM LEHRSTUHL FÜR INNERE MEDIZIN II
DIREKTOR: PROF. DR. MED. G. RIEGGER
DER MEDIZINISCHEN FAKULTÄT
DER UNIVERSITÄT REGENSBURG

Behandlung des steroidresistenten nephrotischen Syndroms bei Minimal-Change-Glomerulonephritis (MCGN) oder fokal sklerosierender Glomerulonephritis (FSGN) mit Cyclosporin-A-Mikroemulsion oder Tacrolimus - eine randomisierte Multicenterstudie

Inauguraldissertation zur
Erlangung des Doktorgrades
der Medizin

Medizinische Fakultät
der Universität Regensburg

vorgelegt von

Eva-Maria Wagner

aus Mainz

2007

Dekan:	**Professor Dr. med. M. Nerlich**
1. Berichterstatter:	**Professor Dr. med. B. Krämer**
2. Berichterstatter:	**Priv.-Doz. Dr. med. M. Scherer**
Tag der mündlichen Prüfung:	**07.01.2008**

Inhaltsverzeichnis

Seite

1. Einleitung 4

2. Material und Methoden 11

2.1. Allgemeines 11

2.2. Minimal-Change Glomerulonephritis (MCGN) 11

2.2.1. Gruppe A: Cyclosporin A 13

2.2.2. Gruppe B: Tacrolimus 13

2.3. Fokal segmental sklerosierende Glomerulonephritis (FSGN) 14

2.3.1. Gruppe A: Angiotensinrezeptorantagonist 15

2.3.2. Gruppe B: Tacrolimus 15

3. Ergebnisse 17

3.1. Mitwirkende Kliniken 17

3.2. Patientengut, Alters- und Geschlechtsverteilung 17

3.3. Patientenverteilung in Studienprotokoll 17

3.4. Wesentliche Untersuchungsbefunde der Patienten zu Studienbeginn 18

3.4.1. Klinische und biochemische Charakteristika, Vorbehandlung 18

3.4.2. Histopathologische Analyse 22

3.5. Ergebnisse unter 1-jähriger Behandlung mit Tacrolimus/ einem Angiotensinrezeptorantagonisten 23

3.6. Begleitmedikation 27

3.7. Langzeitergebnisse der Gruppe MCGN B (Tacrolimus) 2 und 4 Jahre nach Studienende 28

4. Diskussion 31

5. Zusammenfassung 39

6. Literaturverzeichnis 40

Anhang 46

1. Einleitung

Das nephrotische Syndrom ist ein Sammelbegriff für mehrere Symptome, die bei verschiedenen Erkrankungen der Glomeruli auftreten. Kennzeichnend sind eine große Proteinurie (>3,5 g/d), eine daraus resultierende Hypo- und Dysproteinämie mit Abnahme des Plasmaalbumins, eine Hyperlipidämie und ausgeprägte Ödeme (4, 7, 23).
Die weitaus häufigste Ursache des nephrotischen Syndroms ist eine primäre, das heißt idiopathische Glomerulonephritis. Diese wird überwiegend immunologisch vermittelt und befällt beide Nieren. Bei etwa 20 % der Fälle liegt ein sekundäres nephrotisches Syndrom vor. Hier sind die Grundkrankheit und/ oder das auslösende Agens bekannt (10).
Die Klassifikation der primären Glomerulonephritisformen erfolgt anhand eines feingeweblichen Befundes (35). Differenzierungsmerkmale sind u.a. ein diffuser Befall aller oder fokaler Befall einzelner Glomeruli, des weiteren ein segmentaler oder globaler Befall eines einzelnen Glomerulums. Folgende Formen werden unterschieden:

a) mesangioproliferative Glomerulonephritis mit glomerulären IgA-Ablagerungen (IgA-Nephropathie) oder ohne
b) minimal-change- Glomerulonephritis **(MCGN)**
c) fokal-segmental sklerosierende Glomerulonephritis **(FSGN)**
d) membranöse Glomerulonephritis
e) membranoproliferative (mesangiokapilläre) Glomerulonephritis-Typ I, -Typ II, -TypIII
f) Antibasalmembran-Antikörper Glomerulonephritis ohne Lungenbeteiligung
g) immunhistologisch negative, ANCA-positive Glomerulonephritis

Ursachen für eine sekundäre Glomerulonephritis oder glomeruläre Schädigung sind eine diabetische Nephropathie, eine Systemerkrankung wie ein systemischer Lupus erythemathodes oder andere Kollagenosen, maligne Tumoren (Lymphome, multiples Myelom, Karzinome), Infektionen (nach Streptokokkeninfektionen, bei HIV, HBV, HCV), Medikamente wie Penicillamin, eine Amyloidose oder eine kongenitale Erkrankung im Rahmen von Morbus Alport.
Gemeinsam ist allen Formen die erhöhte Permeabilität der glomerulären Kapillarwand für Plasmaproteine mit konsekutiver Proteinurie. Die verschiedenen Mechanismen, die für die Dyslipoproteinämie in Form einer Hypercholesterinämie, Hypertriglyceridämie, erhöhtem LDL, erniedrigtem HDL und erhöhtem Lipoprotein a verantwortlich sind, konnten bisher nicht vollständig erforscht werden. Der herabgesetzte onkotische Plasmadruck stimuliert, so

wird vermutet, die hepatische Synthese von Cholesterin und Apolipoprotein-B-haltigen Lipoproteinen (28, 30).

Die Krankheitsbilder der MCGN und FSGN werden im Folgenden ausführlicher beschrieben.

MCGN:

Die MCGN ist im Erwachsenenalter mit 15 bis 25 % ein häufiger Grund für ein nephrotisches Syndrom, bei Kindern und Jugendlichen sogar die Hauptursache (23). Es handelt sich um eine meist idiopathische Erkrankung der Glomeruli, die lichtmikroskopisch als unauffällig imponieren (7, 23) (Abb. 1), aber bei einer Immunfluoreszenzuntersuchung mesangiale Ablagerungen von u.a. IgM und C3-Komplement nachweisbar sind (2) (Abb.2). Elektronenmikroskopisch verschmelzen die Podozyten miteinander (10, 15, 29) (Abb. 3), was zu einem Verlust der negativen Ladung der Basalmembran führt. Hierdurch sind wiederum niedermolekulare Proteine wie Albumin in der Lage, die Basalmembran zu durchdringen (28). Die tubuläre Rückresorptionskapazität wird überbelastet. Es resultiert eine selektive Proteinurie.

Die Hauptsymptome der MCGN sind das akut einsetzende nephrotische Syndrom stets ohne eine begleitende Niereninsuffizienz mit einer selektiven Proteinurie von bis zu 20 g/d bei schweren Verläufen (10). Bei einem Drittel der Erwachsenen kommt noch eine Hypertonie hinzu. Typische Befunde im Urin sind die selektive Proteinurie, zahlreiche hyaline und granulierte Zylinder, selten Erythrozyten und nie Leukozyten. Zur Bestätigung der Verdachtsdiagnose ist immer eine Nierenbiopsie erforderlich (7).

Abbildung 1: MCGN (HE-Färbung)

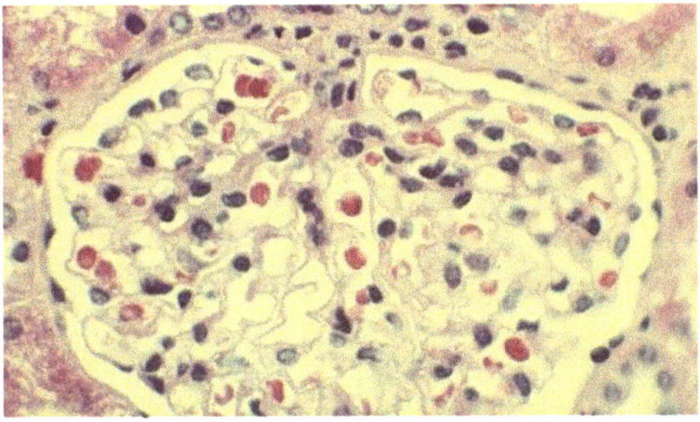

typischer Befund bei MCGN: unauffälliges Glomerulum (Jennette)

Abbildung 2: MCGN (Immunfloureszenz)

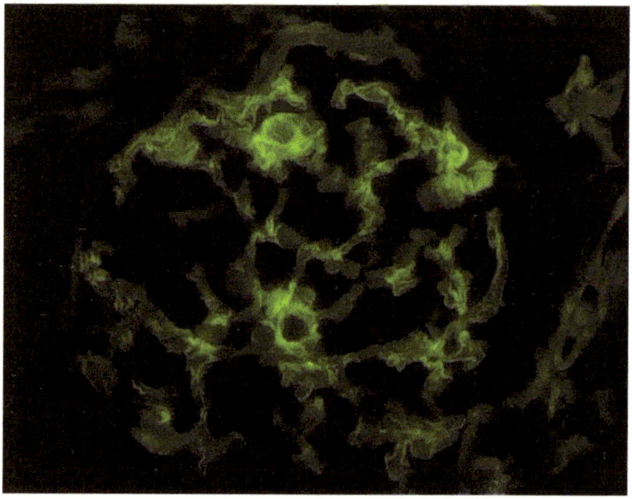

Mesangiale Ablagerungen von IgM- und C3-Komplement (15)

Abbildung 3: MCGN (Elektronenmikroskop)

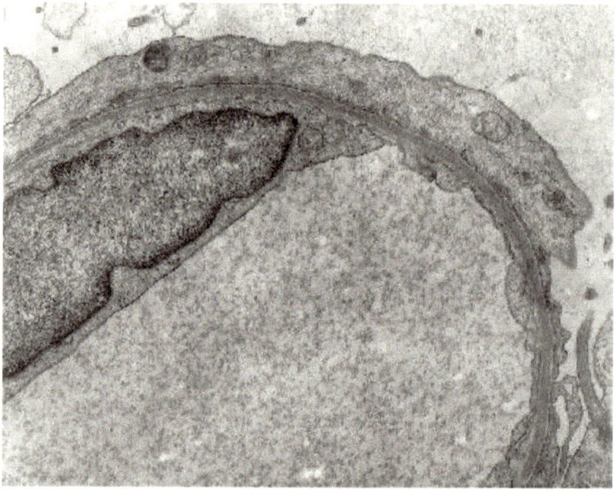

beinahe vollständiger Verlust der viszeralen epithelialen Podozyten, Verdichtung des epithelialen Zytoskeletts nahe der Basallamina (15)

FSGN:

Bei 10 bis 20 % aller Patienten mit nephrotischem Syndrom liegt ursächlich eine FSGN vor (23, 41). Typisch bei dieser Erkrankung sind die schon im Lichtmikroskop erkennbare Hyalinisierung und Sklerosierung der betroffenen Glomeruli (7, 10) (Abb.4). In ihrer Zahl und Bedeutung steigend ist die sekundäre FSGN verursacht durch HIV-Infektionen, Heroinabusus, eine abgeheilte rapid-progressive Glomerulonephritis mit fokalen Läsionen, eine ausgeprägte Adipositas und die Endstadien chronischer Nephropathien (23). Die Ursache der FSGN ist bisher weitgehend ungeklärt (5, 23). Diskutiert wird ein extrarenaler Faktor in Form eines zirkulierenden 50 000 D schweren Faktors, der eine Steigerung der glomerulären Permeabilität verursacht und eine segmentale Vernarbung hervorruft (28).

Die Symptome der FSGN ähneln denen der MCGN, jedoch kommt hier eine Hämaturie und Hypertonie häufiger vor, der Urinbefund wird bestimmt durch eine unselektive Proteinurie und Mikrohämaturie mit Akanthozyten >5%. Feingeweblich erkennbar sind außer der segmentalen Sklerose immunfluoreszenzoptisch diffuse Ablagerungen von IgG, IgM und auch C3-Komplement (10, 23) (Abb. 5). Analog zu der MCGN findet sich elektronenmikroskopisch ein diffuser Verlust der Podozyten (Abb.6) (15).

Der Langzeitverlauf der FSGN ist im Gegensatz zu dem der MCGN ungünstig (29). Bei fast allen Patienten endet die Erkrankung in einer terminalen Niereninsuffizienz innerhalb von sechs Jahren (4, 6). Ein großes Problem ist auch die nach Nierentransplantation mit 30-50% häufige Rekurrenz der Erkrankung und die daraus resultierende schlechte Langzeitprognose des Transplantats (10).

Abbildung 4: FSGN (PAS-Färbung)

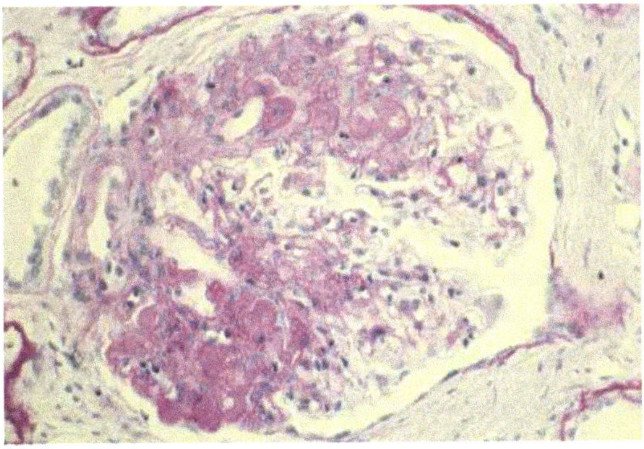

perihiläre Sklerose mit hyalin- und fettgefüllten Vakuolen und Adhäsion an der Bowman-Kapsel (15)

Abbildung 5: FSGN (Immunfloureszenz)

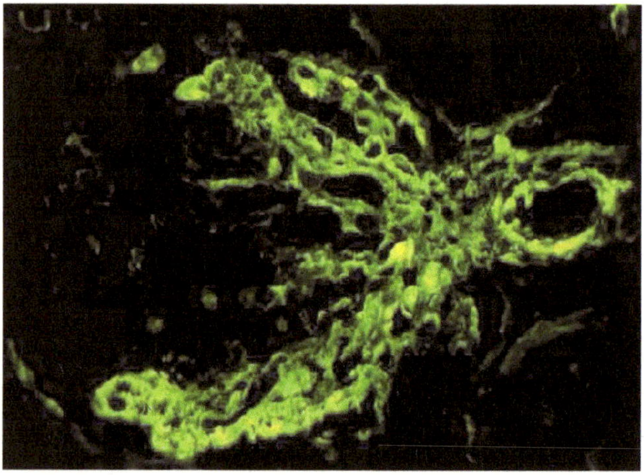

Ablagerung von C3 und IgM im Bereich der Sklerosezone (15)

Abbildung 6: FSGN (Elektronenmikroskop)

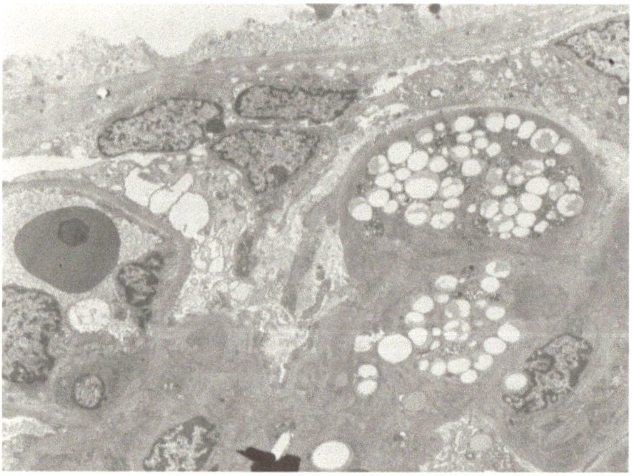

weitgehend normales Kapillargefäß links mit einem diffusen Verlust der Podozyten, rechts Sklerosezone mit elektronendichtem Material (entspricht hyalinen Ablagerungen im Lichtmikroskop) und lipidgefüllten Vakuolen (15)

Therapiekonzept:

Die Behandlung beider Erkrankungen weist eine Reihe von Parallelen auf, sie besteht zunächst in einer symptomatischen Therapie des nephrotischen Syndroms mit dem Ziel der Reduktion der Proteinurie, der Behandlung des arteriellen Hypertonus, der Verbesserung der Diurese und der Lipidsenkung. Zur speziellen Therapie gehören im Wesentlichen Steroide (1, 2, 5, 7, 10, 13, 14, 36, 41) und das Immunsuppressivum Cyclosporin A (6, 20, 29, 34, 36).

Das aktuelle therapeutische Vorgehen wird zu Beginn des Kapitels „Diskussion" ausführlicher beschrieben. Immer häufiger zeigen beide Erkrankungen allerdings eine Therapieresistenz für Glukokortikosteroide und auch ein Nichtansprechen auf Cyclosporin A. Hieraus ergibt sich für eine Reihe von Patienten eine problematische Situation in der Behandlung ihrer Grunderkrankung, wenn nämlich die üblicherweise eingesetzten Medikamente nicht mehr wirken. Ein möglicher Ausweg ist Tacrolimus, ein Immunsuppressivum, das bei der Transplantation solider Organe eingesetzt wird (31, 36, 37). Bei Einzelfallbeobachtungen und ersten klinischen Studien zeigten sich Hinweise auf ein Ansprechen der steroidresistenten Glomerulonephritis auf Tacrolimus (18, 19, 21, 26, 31, 32, 37, 40). Seine immunsuppressive Wirkung ist etwa 100-mal höher als die von Cyclosporin A (8).

Bei dem Immunsuppressivum Cyclosporin A (Sandimmun optoral®) handelt es sich um ein zyklisches Polypeptid, das von dem Pilz Tolypocladium inflatum gams produziert wird und äußerst wichtig in der Prophylaxe von Abstoßungsreaktionen ist (3). Es zeigt im Gegensatz zu Kortikoiden und zytotoxischen Substanzen eine selektive immunsuppressive Wirkung mit allerdings geringer therapeutischer Breite, weshalb eine regelmäßige Spiegelbestimmung im Vollblut mit genauer Dosisanpassung obligat ist. Die Wirkung dieses Medikamentes erfolgt über die Hemmung der Produktion und Sezernierung von Interleukin-2 aus T-Helfer-Zellen (31), einem Kommunikationsprotein zur Immunregulation. Daraus resultiert eine Unterdrückung der T-Lymphozyten-Aktivierung und dadurch die Hemmung der zellulären Immunantwort. Detailliert wirkt Cyclosporin A über eine Bindung an Immunophilin und als Komplex wiederum an Calcineurin (4, 9). Daraus resultiert die Blockade der über mehrere Zwischenschritte verlaufenden Calcium-abhängigen intrazellulären Signalübertragung zum Nucleus (18). Jedoch hat das Medikament auch zahlreiche Nebenwirkungen, u.a. wirkt es nephrotoxisch, neurotoxisch, hepatotoxisch und kann auch einen Blutdruckanstieg bis zu einer manifesten Hypertonie bedingen. Darüber hinaus wurden Gingivahyperplasien, Hirsutismus, Haarausfall, Hyperkaliämien, eine erhöhte Infektanfälligkeit und auch eine erhöhte Neigung für Malignome beschrieben (29). Außerdem muss die Interaktion mit zahlreichen anderen Medikamenten bei der Gabe und Dosierung beachtet werden. Die Indikation für eine Cyclosporin-A-Gabe ist neben dem steroidabhängigen und steroidresistenten nephrotischen Syndrom die Organtransplantaion, die Knochenmarkstransplantation und die Graft-versus-Host-Krankheit, aber auch die schwere endogene Uveitis, die schwere therapieresistente Psoriasis und die schwere therapieresistente atopische Dermatitis.

Das Immunsuppressivum Tacrolimus (FK 506, Prograf®) ist ein aus Streptomyces tsukubaensis isoliertes Makrolid, dessen Wirkmechanismus ähnlich dem vom Cyclosporin A ist (32). Es hemmt die IL-2-Produktion und –Sezernierung (31) über die Bindung an das FK-bindende Protein und als Komplex genau wie Cyclosporin A über die Bindung an Calcineurin. Seine immunsuppressive Wirkung ist jedoch deutlich stärker als die von Cyclosporin A (32). Tacrolimus verfügt aber ebenfalls über eine stark variable Pharmakokinetik und zahlreiche komplexe Arzneimittelinteraktionen über das Cytochrom P450 wie auch das Medikament Cyclosporin A. Die unerwünschten Arzneimittelinteraktionen ähneln denen von Cyclosporin A, ein wichtiger Unterschied ist aber die gegenüber Cyclosporin A häufiger vorkommende Diabetogenität (29). Beide Medikamente sollten nicht miteinander kombiniert werden.

Die Indikationen für Tacrolimus sind streng determiniert. Es ist lediglich zugelassen für die Prophylaxe der Transplantatabstoßung nach Nieren- und Lebertransplantation und die steroidresistente Transplantatabstoßung unter Cyclosporin A bzw. eine Umstellung wegen Cyclosporinunverträglichkeit (29). Ein Einsatz bei steroidresistenter Glomerulonephritis fand bisher nur in wenigen klinischen Studien statt (18, 21, 26, 31, 32, 37, 40). Eine amtliche Zulassung bei dieser Indikation liegt noch nicht vor. In der hier dargestellten Studie soll auf der Basis einzelner bisher vorliegender Literaturdaten der Effekt von Tacrolimus bei MCGN und FSGN weiter überprüft und mit dem von Cyclosporin A verglichen werden. Es handelt sich dabei um eine randomisierte klinische Multicenter-Studie an insgesamt 10 Patienten mit MCGN oder FSGN. Die Studienleitung lag bei Herrn Prof. Dr. B. Krämer, Nephrologische Abteilung der II. Medizinischen Klinik der Universitätsklinik Regensburg.

2. Material und Methoden

2.1. Allgemeines

Einschlusskriterien waren ein Nephrotisches Syndrom (Proteinurie > 3,5 g/24h bei dreimaliger konsekutiver Messung) auf dem Boden einer primären Glomerulonephritis mit einem Serumkreatininwert von < 2 mg/dl beim erwachsenen Patienten.

Zu den **Ausschlusskriterien** zählten eine sekundäre Glomerulonephritis z.B. im Rahmen maligner Erkrankungen oder Systemerkrankungen, ein erhöhtes Risiko der durchzuführenden immunsuppressiven Therapie bei z.B. chronischen, nicht beherrschbaren Infektionen oder einer vorbestehenden Knochenmarksschädigung, potentiell lebensbedrohliche Begleiterkrankungen und Non-Compliance.

Folgende **Studienabbruchkriterien** wurden festgelegt:

a) der Anstieg des Serumkreatinins um mehr als 100%, wobei eine Nierenbiopsie zur Klärung der Frage, ob es sich um einen Tacrolimus- oder Cyclosporin A-Schadens handelt, wünschenswert ist.
b) ein schwerstes, symptomatisches nephrotisches Syndrom ohne Ansprechen nach sechsmonatiger Therapie nach Randomisierung als Studienabbruchkriterium, wobei die weitere Therapie nach Studienabbruch freigestellt war, die Patienten aber weiterhin im Rahmen der Studie verfolgt wurden.
c) nicht tolerable Nebenwirkungen der Therapie, wie z.B. schwere Neurotoxizität, schwere Infektionen oder eine diabetische Entgleisung.

2.2. Minimal-Change-Glomerulonephritis (MCGN-Gruppe)

In der MCGN-Gruppe erfolgte zunächst ein Therapieversuch mit Prednisolon (Decortin H®) in der Dosierung von 1 mg/kg KG/d für 6 Wochen bzw. bis einschließlich 14 Tage nach Ansprechen der Therapie (24 h Proteinurie < 1 g). Danach wurde die Kortikosteroiddosis stufenweise reduziert (wöchentliche Reduktion zunächst um 15 mg bis auf 20 mg/d, dann weitere wöchentliche Reduktion um jeweils 5 mg). Bei einem Rezidiv (Proteinuire > 3,5 g/24 h bei dreimaliger konsekutiver Messung) innerhalb von zwölf Monaten oder Steroidabhängigkeit wurde diese Therapie in gleicher Weise wiederholt. Wenn diese Behandlung keine Rezidivfreiheit zur Folge hatte, wurde eine Re-Biopsie mit mindestens acht zu beurteilenden Glomeruli und einer Beurteilung durch einen erfahrenen Nephropathologen, im Zweifelsfalle in Rücksprache mit den Referenzpathologen Prof. Dr. Helmchen, Hamburg oder Prof. Dr. Gröne, Göttingen durchgeführt. Falls es auf diese Therapie zu keinem Ansprechen innerhalb von sechs Wochen (Steroidresistenz) oder zu einem wiederholten Rezidiv innerhalb von einem Jahr kam, erfolgte eine Randomisierung in zwei Gruppen. Bei Steroidresistenz der initialen Steroidtherapie erfolgte keine Wiederholung der Therapie mit Prednisolon, sondern eine Weiterbehandlung mit Cyclosporin A oder Tacrolimus. Die Gruppenzuteilung erfolgte randomisiert und blind mittels verschlossener, nummerierter Umschläge, welche die jeweils anzuwendende Therapie enthielten. Die Randomisierung erfolgte durch die Universitätsklinik Tübingen.

Kontrolluntersuchungen der Patienten sollten nach Möglichkeit alle acht Wochen durchgeführt werden. Dabei wurden bestimmt: Blutdruck, Vollblutspiegel von Cyclosporin A oder Tacrolimus, die Proteinausscheidung im 24 Stunden-Sammelurin, endogene Kreatininclearance, Serumkreatinin, Serumgesamteiweiß, Serumalbumin, Serumglukose, Serumcholesterin, Serumtriglyceride und HbA1c. Die Blutdruckmessung wurde standardisiert am sitzenden Patienten dreimal hintereinander nach fünfminütiger Ruhe nach Riva Rocci (mmHg) durchgeführt.

Desweiteren sollte zu Beginn der Studie, nach einem Jahr und nach zwei Jahren eine 24 Stunden-Blutdruckmessung mit z.B. 20minütigen Messintervallen während des Tages und einstündigen Messintervallen während der Nacht durchgeführt werden. Die Patienten sollten darüber hinaus nach acht Wochen und einem Jahr einen Fragebogen zur Therapieverträglichkeit ausfüllen. Im Falle einer arteriellen Hypertonie (systolischer Blutdruck $\geq$ 140 mmHg, diastolischer Brutdruck $\geq$ 90 mmHg) oder einer Fettstoffwechselstörung erfolgte eine entsprechende standardisierte Therapie: bei einer arteriellen Hypertonie wurde ein Angiotensin II-Rezeptor-Antagonist verabreicht, bei einer Hypercholesterinämie (Behandlungsindikation LDL-Cholesterin $\geq$ 160 mg/dl, Behandlungsziel < 190 mg/dl, Dosissteigerung bis zur halbmaximalen Dosis des CSE-Hemmers) ein CSE-Hemmer. Falls diese Medikamente nicht ausreichten, sollte die antihypertensive Therapie durch

a) Torasemid (10 mg/d),

b) einen langwirksamen Dihydropyridin-Kalziumantagonisten (z.B. Amlodipin 5-10 mg/d), jedoch nicht Mibefradil und

c) durch einen langwirksamen Betarezeptorenantagonisten (z.B. Bisoprolol 5-10 mg/d) ergänzt werden.

Dabei lag der zu erreichende Zielblutdruck unter einem mittleren arteriellen Druck (MAP) von 100 mmHg. Eine cholesterin- und proteinarme Diät im Rahmen einer Diätberatung wurde bei allen Patienten befürwortet, war jedoch nicht obligat. Sie wurde auch nicht durch eine Proteinrestriktion festgelegt oder z.B. mittels einer Stickstoffausscheidung im Urin kontrolliert. Eine Kontrollnierenbiopsie unter oder nach der Therapie mit Cyclosporin A bzw. Tacrolimus war wünschenswert, wenn Zweifel an der Grunderkrankung bestanden oder nephrotoxische Nebenwirkungen der Therapie vermutet wurden.

2.2.1. Gruppe A: Cyclosporin A

Die vorbestehende Prednisolon-Behandlung musste bei Therapiebeginn mit Cyclosporin A über einen Zeitraum von höchstens 8 Wochen ausgeschlichen worden sein.

Die Cyclosporin A-Dosis wurde so angepasst, dass der Vollblutspiegel sich in einem Rahmen von 100 bis 150 µg/l bewegte. Die Initialdosis lag bei 4 mg/kg KG, aufgeteilt in zwei Dosen à 2 mg/kg KG p.o.

Die Therapiedauer betrug 1 Jahr, wobei die Nachbeobachtungsdauer ebenfalls mindestens ein Jahr betrug.

Endpunkte waren eine komplette Remission mit < 0,2 g Eiweiß/24 h, eine partielle Remission mit < 3,5 g Eiweiß/24 h und eine normale Nierenfunktion mit einem Serumkreatinin von unter 1,2 mg/dl

2.2.2. Gruppe B: Tacrolimus

Wie in Gruppe A musste die vorbestehende Prednisolon-Behandlung bei Therapiebeginn mit Tacrolimus über einen Zeitraum von höchstens 8 Wochen ausgeschlichen worden sein.

Die Dosierung von Tacrolimus wurde so gewählt, dass eine Konzentration im Vollblut von 3,5 bis 8 µg/l erreicht wurde. Die Initialdosis betrug 0,1 mg/kg KG, aufgeteilt in zwei Dosen à 0,05 mg/kg KG.

Die Therapiedauer lag ebenfalls bei 1 Jahr und mindestens einem weiteren Jahr Nachbeobachtungszeit.

Die Endpunkte waren eine komplette Remission mit < 0,2 g Eiweiß/24 h, eine partielle Remission mit < 3,5 g Eiweiß/24 h und eine normale Nierenfunktion mit einem Serumkreatinin von unter 1,2 mg/dl.

2.3. Fokal segmental sklerosierende Glomerulonephritis (FSGN-Gruppe)

Hier bestand die Therapie zunächst in einer Prednisolon-Gabe in einer Dosierung von 1,0 mg/kg KG/d über zwölf Wochen bzw. bis einschließlich 14 Tage nach Ansprechen der Therapie (24 h Proteinurie < 1 g). Danach wurde die Dosis stufenweise reduziert (wöchentliche Reduktion beginnend bei 15 mg bis auf 20 mg, dann weitere wöchentliche Reduktion um jeweils 5 mg). Im Gegensatz zur MCGN-Gruppe wurde bei einem Rezidiv diese Therapie nicht wiederholt. Sprach der Patient auf diese Therapie nicht an (Steroidresistenz) oder erlitt ein Rezidiv, so erfolgte eine Randomisierung in zwei Gruppen. Die Reihenfolge der Therapien wurde auch hier durch eine Zufallszahlentabelle zentral festgelegt.

Kontrolluntersuchungen der Patienten sollten wie in der MCGN-Gruppe nach Möglichkeit alle acht Wochen durchgeführt werden. Dabei wurden bestimmt: Blutdruck, Vollblutspiegel von Cyclosporin A oder Tacrolimus, die Proteinausscheidung im 24 Stunden-Sammelurin, endogene Kreatininclearance, Serumkreatinin, Serumgesamteiweiß, Serumalbumin, Serumglukose, Serumcholesterin, Serumtriglyceride und HbA1c. Die Blutdruckmessung wurde standardisiert am sitzenden Patienten dreimal hintereinander nach fünfminütiger Ruhe nach Riva Rocci durchgeführt.

Desweiteren sollte analog zur MCGN-Gruppe zu Beginn der Studie, nach einem Jahr und nach zwei Jahren eine 24 Stunden-Blutdruckmessung mit z.B. 20minütigen Messintervallen während des Tages und einstündigen Messintervallen während der Nacht durchgeführt werden. Die Patienten sollten darüber hinaus nach acht Wochen und einem Jahr einen Fragebogen zur Therapieverträglichkeit ausfüllen. Im Falle einer arteriellen Hypertonie (systolischer Blutdruck ≥ 140 mmHg, diastolischer Brutdruck ≥ 90 mmHg) oder einer Fettstoffwechselstörung erfolgte eine entsprechende standardisierte Therapie: bei einer arteriellen Hypertonie wurde ein Angiotensin II-Rezeptor-Antagonist verabreicht, bei einer Hypercholesterinämie (Behandlungsindikation LDL-Cholesterin ≥ 160 mg/dl, Behandlungsziel < 190 mg/dl, Dosissteigerung bis zur halbmaximalen Dosis des CSE-

Hemmers) ein CSE-Hemmer. Falls diese Medikamente nicht ausreichten, sollte die antihypertensive Therapie durch

a) Torasemid (10 mg/d),

b) einen langwirksamen Dihydropyridin-Kalziumantagonisten (z.B. Amlodipin 5-10 mg/d), jedoch nicht Mibefradil und

c) durch einen langwirksamen Betarezeptorenantagonisten (z.B. Bisoprolol 5-10 mg/d) ergänzt werden.

Dabei lag der zu erreichende Zielblutdruck unter einem mittleren arteriellen Druck (MAP) von 100 mmHg. Eine cholesterin- und proteinarme Diät im Rahmen einer Diätberatung wurde bei allen Patienten befürwortet. Sie war auch in dieser Gruppe jedoch nicht obligat und wurde auch nicht durch eine Proteinrestriktion festgelegt bzw. mittels einer Stickstoffausscheidung im Urin kontrolliert. Eine Kontrollnierenbiopsie unter oder nach der Therapie mit Tacrolimus war wünschenswert, wenn Zweifel an der Grunderkrankung bestanden, die Niereninsuffizienz progredient war oder nephrotoxische Nebenwirkungen der Therapie vermutet wurden.

2.3.1. Gruppe A: Angiotensinrezeptorantagonist

Die vorbestehende Prednisolon-Behandlung musste zu Therapiebeginn über einen Zeitraum von höchstens 8 Wochen ausgeschlichen worden sein.

In dieser Kontrollgruppe war ein Angiotensinrezeptorantagonist obligat, ein CSE-Hemmer konnte bei Bedarf gegeben werden.

Die Therapiedauer betrug ein Jahr, wobei die Nachbeobachtungsdauer ebenfalls mindestens ein Jahr betrug mit einer Fortführung der Angiotensinrezeptorantagonist- und auch gegebenenfalls der CSE-Hemmer-Therapie.

Die Endpunkte waren eine komplette Remission mit < 0,2 g Eiweiß/24 h, eine partielle Remission mit < 3,5 g Eiweiß/24 h, eine normale Nierenfunktion mit einem Serumkreatinin von unter 1,2 mg/dl und eine Verdopplung des Serumkreatinins.

2.3.2. Gruppe B: Tacrolimus

Wie in Gruppe A musste die vorbestehende Prednisolon-Behandlung zu Therapiebeginn mit Tacrolimus über einen Zeitraum von höchstens 8 Wochen ausgeschlichen worden sein.

Die Dosierung von Tacrolimus wurde so gewählt, dass eine Konzentration im Vollblut von 3,5 bis 8 µg/l erreicht wurde. Die Initialdosis betrug 0,1 mg/kg KG, aufgeteilt in zwei Dosen à 0,05 mg/kg KG.

Darüber hinaus war ein Angiotensinrezeptorantagonist obligat, ein CSE-Hemmer konnte bei Bedarf verabreicht werden.

Die Therapiedauer bezogen auf Tacrolimus lag ebenfalls bei 1 Jahr und mindestens einem weiteren Jahr Nachbeobachtungszeit.

Die Endpunkte waren eine komplette Remission mit < 0,2 g Eiweiß/24 h im Urin, eine partielle Remission mit < 3,5 g Eiweiß/24 h im Urin, eine normale Nierenfunktion mit einem Serumkreatinin von unter 1,2 mg/dl und eine Verdopplung des Serumkreatinins bezogen auf den Ausgangswert.

3. Ergebnisse

3.1. Mitwirkende Kliniken

In die Studie eingeschlossen wurden 10 Patienten aus folgenden Kliniken: Klinikum der Universität Regensburg, Klinik und Poliklinik für Innere Medizin II (2 Patienten); Universitätsklinikum Tübingen, Medizinische Klinik und Poliklinik, Abteilung Innere Medizin III (2 Patienten); Medizinische Universitätsklinik Würzburg, Abteilung für Innere Medizin (2 Patienten); Universitätsklinikum Jena, Klinik für Innere Medizin III (1 Patient); Medizinische Universität zu Lübeck, Medizinische Klinik I (2 Patienten); Medizinische Einrichtungen der Heinrich-Heine-Universität Düsseldorf, Medizinische Klinik und Poliklinik (1 Patient).

3.2. Patientengut, Alters- und Geschlechtsverteilung

Bei den 10 in die Studie eingeschlossenen Patienten handelt es sich um 7 Frauen und 3 Männer mit der histologisch gesicherten Diagnose eines Nephrotischen Syndroms aufgrund einer MCGN oder FSGN. Das Alter der Patienten betrug im Median 44,5 (27 bis 62) Jahre bei Einschluss in die Studie.

3.3. Patientenverteilung in Studienprotokoll

Die 10 in die Studie eingeschlossenen Patienten wurden wie folgt verteilt:

MCGN: 4
- Gruppe A: 0
- Gruppe B: 4

FSGN: 6
- Gruppe A: 3
- Gruppe B: 3

3.4. Wesentliche Untersuchungsbefunde der Patienten zu Studienbeginn

3.4.1. Klinische und biochemische Charakteristika, Vorbehandlung

Die wichtigsten klinischen und biochemischen Charakteristika aller 10 Patienten sind in Tabelle 1, 2 und 3 aufgeführt.

Folgende Normalwerte bezüglich der klinisch-chemisch bestimmten Laborparameter gelten:

Kreatinin i.S. (mg/dl): < 1,36

Protein i.U. (g/d): < 0,15

Glucose i.S. (mg/dl): 70 -100

Cholesterin i.S. (mg/dl): < 200

Albumin i.S. (g/dl): 3,5 – 5,5

In die MCGN-Gruppe A (Cyclosporin A) wurde kein Patient randomisiert. Die Daten der MCGN-Gruppe B (Tacrolimus) sind in Tabelle 1 aufgeführt.

Tabelle 1: MCGN-Gruppe B (Tacrolimus)

Patienten (Initialen)	R.G.	K.B.	L.A.	G.I.	Mittelwert
Alter (Jahre)	56	32	39	36	40,75
RR systolisch (mmHg)	130	100	120	100	112,5
RR diastolisch (mmHg)	80	60	85	70	73,75
Kreatinin i.S. (mg/dl)	1,9	0,69	0,8	0,6	0,998
Protein i.U. (g/d)	7,8	2,8	11,04	0,52	5,54
Glucose i.S. (mg/dl)	102	97	95	102	99
Cholesterin i.S. (mg/dl)	365	380	268	172	296,25
Albumin i.S. (g/dl)	1,8	3,4	3,1	3,4	2,9

Bei den Patienten mit FSGN wurden je drei in die Gruppe A (Angiotensinrezeptorantagonist) und in die Gruppe B (Tacrolimus) randomisiert. Die Ergebnisse finden sich in den Tabellen 2 und 3.

Tabelle 2: FSGN-Gruppe A (Angiotensinrezeptorantagonist)

Patienten (Initialen)	S.E.	M.C.	B.P.	Mittelwert
Alter (Jahre)	43	35	39	39
RR systolisch (mmHg)	125	*	125	125
RR diastolisch (mmHg)	80	*	90	85
Kreatinin i.S. (mg/dl)	1,04	1,76	1,04	1,28
Protein i.U. (g/d)	6,5	1,04	3,4	3,65
Glucose i.S. (mg/dl)	100	113	79	97
Cholesterin i.S. (mg/dl)	322	*	288	305
Albumin i.S. (g/dl)	3,13	4,2	4,5	3,94

* wurde bei Randomisierung nicht bestimmt

Tabelle 3: FSGN-Gruppe B (Tacrolimus)

Patienten (Initialen)	B.M.	H.D.	K.M.	Mittelwert
Alter (Jahre)	62	27	41	43,3
RR systolisch (mmHg)	140	130	110	127
RR diastolisch (mmHg)	80	80	70	77
Kreatinin i.S. (mg/dl)	0,84	0,8	0,73	0,79
Protein i.U (g/d)	20,0	5,3	3,0	9,4
Glucose i.S. (mg/dl)	230	140	96	155
Cholesterin i.S. (mg/dl)	*	450	324	387
Albumin i.S. (g/dl)	1,4	1,8	3,9	2,4

* wurde bei Randomisierung nicht bestimmt

Nierenpunktion

Der Zeitabstand zwischen Nierenpunktion und Randomisierung in die Studie betrug im Mittel in der **MCGN-Gruppe B (Tacrolimus)** 8,7 Monate (R.G.: 1 Tag, K.B.: 2 Monate, L.A.: 14 Monate, G.I.: 10 Monate), wobei bei 3 Patienten bereits früher schon eine Nierenbiopsie (K.B.: 12, L.A.: 42 und G.I.: 18 Monate vor Randomisierung) stattgefunden hatte und eine zweite zur Verlaufskontrolle veranlasst worden war.

In der **FSGN-Gruppe A (Angiotensinrezeptorantagonist)** lag der Zeitabstand zwischen Nierenpunktion und Randomisierung im Mittel bei 2,3 Monaten (S.E.: 1, M.C.: 5 und B.P.: 1 Monate), wobei auch hier bei einer Patientin bereits im Vorfeld eine Nierenbiopsie erfolgt war (S.E.: 25 Monate vor Randimisierung).

In der **FSGN-Gruppe B (Tacrolimus)** betrug der Zeitabstand zwischen Nierenpunktion und Randomisierung im Mittel bei 3,7 Monaten (B.M.: 5, H.D.: 2 und K.M.: 4 Monate). Auch hier hatte bei einer Patientin bereits vorher eine Nierenpunktion stattgefunden (K.M.: 9 Monate).

Vorbehandlung

Die Vorbehandlung in der **MCGN-Gruppe B (Tacrolimus)** bestand vor Beginn der Therapie mit Tacrolimus bei allen 4 Patienten in der Gabe von Kortikosteroiden (Prednisolon) über einen Zeitraum von im Mittel 18 Monaten (R.G.: 9, K.B.: 12, L.A.: 34 und G.I.: 17 Monate). Die Dosierung war gewichtsadaptiert und betrug zu Beginn der Therapie bei dem Patienten R.G. 75 mg/d, bei der Patientin K.B. 60 mg/d, bei der Patientin L.A. 80 mg/d und bei der Patientin G.I. 60 mg/d Bei allen Patienten führte diese Behandlung zunächst zu einer Besserung des nephrotischen Syndroms. Im Verlauf entwickelten sie jedoch eine Steroidresistenz, die Symptome waren somit mittels Kortison nicht länger beherrschbar. Darüber hinaus wurden alle 4 Patienten mit einem ACE-Hemmer (Patient R.G. mit Captopril 25 mg/d, Patientin K.B. mit Enalapril 5 mg/d, Patientin L.A. und G.I. mit Enalapril 10 mg/d) vorbehandelt, bei 2 Patienten (R.G. und K.B.) wurde zusätzlich eine Therapie mit einem Diuretikum (R.G. mit Furosemid 160 mg/d und Spironolacton 50 mg/d, Patientin K.B. mit Hydrochlorothiazid 12,5 mg/d) veranlasst, eine weitere Patientin (G.I.) erhielt einen CSE-Hemmer (Simvastatin 20 mg/d). Zusätzlich zum steroidresistenten nephrotischen Syndrom mit Proteinurie, Hypalbuminämie, Ödemen und Hypercholesterinämie, an dem alle 4

Patienten litten, klagten noch 2 der 4 Patienten über eine arterielle Hypertension, die jedoch bei beiden durch die Therapie mit einem ACE-Hemmer gebessert werden konnte.

Eine Vorbehandlung in der **FSGN-Gruppe A (Angiotensinrezeptorantagonist)** mit Kortikosteroiden fand nur bei einem der 3 Patienten statt. S.E. erhielt für 25 Monate Prednisolon, die Dosierung zu Beginn betrug angepasst an das Gewicht 60 mg/d, sie entwickelte jedoch eine Steroidresistenz. Bei der Patientin M.C. musste die Steroidtherapie nach einem Monat wegen der übermäßigen Nebenwirkungen abgesetzt werden, beim Patienten B.P. begann sie zeitgleich mit der Randomisierung gewichtsadaptiert in einer Dosis von 100 mg/d. Zusätzlich wurde allen 3 Patienten ein Diuretikum (S.E. Furosemid 80 mg/d, M.C. Hydrochlorothiazid 20 mg/d und B.P. Furosemid 20 mg/d) verabreicht, bevor sie in die Studie eingeschlossen wurden. Die Patientin S.E. erhielt darüber hinaus zweimal eine Therapie mit Cyclosporin A (200 mg/d), die jedoch beide Male wegen gravierender Nebenwirkungen (starke Übelkeit, Erbrechen) beendet werden musste. Es schloss sich eine Behandlung mit Cyclophosphamid (200 mg/d) für 2 Monate an, die jedoch auch nicht zu einer Besserung des nephrotischen Systems führte. 2 Patienten bekamen im Vorfeld einen ACE-Hemmer (B.P. Captopril 75 mg/d, M.C. Benazepril 10 mg/d)), die dritte Patientin (S.E.) wurde mit einem AT II-Rezeptorantagonist (Losartan 50 mg/d) bereits vorbehandelt. B.P. und S.E. berichteten in der Anamnese über die Einnahme eines CSE-Hemmers (B.P. Atorvastatin 10 mg/d, S.E. Fluvastatin 20 mg/d), B.P. zusätzlich noch über die Einnahme eines Calcium-Antagonisten (Amlodipin 10 mg/d)und eines ß-Blockers (Bisoprolol 2,5 mg/d). Über eine arterielle Hypertension klagten alle 3 Studienteilnehmer, ebenso über eine therapieresistente Proteinurie mit Ödemen und Hypercholesterinämie.

Die Patienten in der **FSGN-Gruppe B (Tacrolimus)** wurden alle mit Kortikosteroiden vorbehandelt. Der Zeitraum betrug im Mittel 5 Monate (B.M.: 5, H.D.: 1, K.M.: 9 Monate). Auch hier war die Gabe gewichtsadaptiert und betrug zu Beginn der Therapie bei dem Patienten B.M. 90 mg/d, bei der Patientin H.D. 75 mg/d und bei der Patientin K.M. 60 mg/d. Bei allen zeigte sich eine Persistenz des Nephrotischen Syndroms, weshalb eine Steroidresistenz diagnostiziert wurde. Ergänzt wurde die Therapie bei allen Patienten mit einem Diuretikum (bei B.M. Hydrochlorothiazid 20 mg/d, bei H.D. Furosemid 40 mg/d und bei K.M. Hydrochlorothiazid 12,5 mg/d) und einem ACE-Hemmer (bei B.M. Ramipril 1,25 mg/d, bei H.D. Captopril 100 mg/d und bei K.M. Enalapril 2,5 mg/d), bei zwei Patienten darüber hinaus mit einem AT-II-Rezeptor-Antagonist (bei B.M. Valsartan 80 mg/d, bei K.M. Candesartan 16 mg/d). Bei der Patientin H.D. wurde zusätzlich ein CSE-Hemmer (Simvastatin 20 mg/d) verabreicht, bei dem Patienten B.M. ein ß-Blocker (Metoprololsuccinat

47,5 mg/d). Alle Patienten litten an einer therapieresistenten Proteinurie mit Ödemen und Hypercholesterinämie, 2 der 3 Patienten (B.M., H.D.) zusätzlich an einer arteriellen Hypertension, die jedoch durch die verabreichten Medikamente therapiert werden konnte.

3.4.2. Histopathologische Analyse

Die histopathologische Analyse wurde bei 9 von 10 Patienten lichtmikroskopisch in der PAS- und HE-Färbung, immunhistologisch und elektronenmikroskopisch durchgeführt. Nur bei der Patienten H.D. aus der FSGN-Gruppe B wurde ausschließlich eine lichtmikroskopische Untersuchung angefertigt.

In der **MCGN-Gruppe B (Tacrolimus)** zeigte die Nierenpunktion in allen 4 Fällen glomeruläre Minimalläsionen ohne fokal segmentale Glomerulosklerose. Bei 3 der 4 Patienten (K.B., L.A., G.I.) fanden sich keine glomerulären oder tubulointerstitiellen Vernarbungen, lediglich bei dem Patienten R.G. zeigte sich eine mäßige herdförmige Tubulusatrophie und eine interstitielle Fibrose der Nierenrinde. Der chronisch geschädigte Anteil des Tubulussystems betrug bei dem Patienten R.G. 20 bis 30 %, bei der Patientin K.B. 5 bis 10 %, bei der Patientin L.A. <15 %. Bei der Patientin K.B. wurde zusätzlich eine geringgradige mesangioproliferative Glomerulonephritis vom IgA-Typ diagnostiziert. Die Immunhistologie zeigte beim Patienten R.G. glomerulär einen Nachweis von IgA, IgG und IgM, bei der Patientin K.B. granuläre Ablagerungen innerhalb der glomerulären Mesangiumfelder von IgA, IgM, Fibrin, C3- und C1q-Komplement, bei der Patientin L.A. eine geringfügige Ablagerung an den Nierenkörperchen von IgM, C1q- und C3- Komplement und Fibrin und bei der Patientin G.I. eine diskrete mesangiale Ablagerung von Fibrin.

In der **FSGN-Gruppe A (Angiotensinrezeptorantagonist)** war das Ergebnis der Nierenpunktion bei allen 3 Patienten eine fokal segmentale Glomerulosklerose bei MCGN. Bei einer Patientin (S.E.) zeigte sich darüber hinaus eine kleinherdige Tubulusatrophie mit interstitieller Fibrose, bei der Patientin M.C. eine mittelschwere benigne Nephrosklerose und eine chronische tubulo-intersitielle Schädigung, wobei der Anteil chronisch geschädigten kortikalen Tubulointerstitiums ca. 40 % betrug. Die Immunhistologie ergab bei der Patientin S.E. eine positive mesangiale Reaktion für IgM, C1q-Komplement und Fibrin-Fibrinogen und eine positive tubuläre Reaktion für C3-Komplement und ebenfalls Fibrin-Fibrinogen. Bei der

Patientin M.C. zeigte sich eine mesangiale Ablagerung von IgM, C3- und C1q-Komplement, eine tubuläre Ablagerung von IgA und eine interstitielle Ablagerung von IgA und Fibrin-Fibrinogen. Die immunhistologische Untersuchung bei dem Patienten B.P. ergab eine diskret positive Reaktion für IgM mesangial und in den präglomerulären Wandhyalinosen.
Bei der histologischen Untersuchung der Nierenbiopsate der **FSGN-Gruppe B (Tacrolimus)** war in allen 3 Fällen eine fokal segmentale Glomerulosklerose bei MCGN festzustellen. Bei dem Patienten B.M. zeigte sich zusätzlich eine Nephrosklerose, eine mittelschwere herdförmige Tubulusatrophie mit einem Anteil von ca. 50 % und eine interstitielle Fibrose der Nierenrinde. Auch die Histologie bei der Patientin H.D. zeigte eine atrophische Veränderung des tubulären Apparates, hier jedoch in einem Anteil von ca. 20 – 30 %. Die Punktion bei der Patientin K.M. ergab außerdem einen kleinherdigen chronischen tubulo-interstitiellen Schaden. Die immunhistologische Aufarbeitung zeigte bei dem Patienten B.M. glomerulär, insbesondere im Bereich der segmentalen Schlingenverdichtungen eine Ablagerung von IgM und C1q-Komplement, bei der Patientin K.M. eine mesangiale Ablagerung von IgM, C3- und C1q-Komplement und eine interstitielle Ablagerung von Fibrin.

3.5. Ergebnisse unter 1-jähriger Behandlung mit Tacrolimus/Angiotensinrezeptorantagonisten

Nach dem Beginn der Behandlung mit Tacrolimus zeigten in der **MCGN-Gruppe B (Tacrolimus)** 3 der 4 Patienten ein Ansprechen auf die Therapie. Bei den Patienten K.B., L.A. und G.I. zeigte sich eine komplette Remission der Symptome, der Patient R.G. reagierte nicht auf Tacrolimus. Bei den Patienten L.A. und K.B. konnte ein dauerhafter Rückgang der Proteinausscheidung im Urin auf Werte unter 0,2 g/d erreicht werden, bei der Patientin G.I. stieg nach Ende der Behandlung mit Tacrolimus die Proteinurie im Rahmen eines Rezidivs wieder auf Werte von über 2,5 g/d, weshalb eine erneute Therapie mit Prednisolon in einer Dosierung von 20 mg/d eingeleitet wurde. Diese bewirkte jedoch nur eine vorübergehende Verbesserung der Symptome, ein Therapieversuch mit Cyclosporin A in einer Dosierung von 200 mg/d wurde gestartet. Der Patient R.G. zeigte zu keinem Zeitpunkt ein Ansprechen auf die Therapie mit Tacrolimus, seine Proteinausscheidung blieb bei Werten um die 7,0 g/d. Die Therapie wurde deshalb abgebrochen und eine Immunadsorptionstherapie eingeleitet, die jedoch auch zu keiner Verbesserung der Symptomatik und zu einer Proteinurie von bis zu

12,9 g/d führte, der Patient wurde dialysepflichtig und verstarb im Jahr 2004. Die Tabelle 4 zeigt eine Auflistung der wichtigsten klinischen und labormedizinischen Parameter der 4 Patienten nach 6 Monaten (bzw. nach 4 Monaten bei R.G.), die Tabelle 5 nach 1 Jahr Therapie mit Tacrolimus. Nebenwirkungen der Prüfsubstanz wurden nicht beobachtet, insbesondere erfolgte kein Therapieabbruch wegen eventueller Nebenwirkungen.

Tabelle 4: MCGN-Gruppe B (Tacrolimus) nach 6 Monaten bzw. 4 Monaten (R.G.)

Patienten (Initialen)	R.G.	K.B.	L.A.	G.I.	Mittelwert
RR systolisch (mmHg)	140	100	120	110	117,5
RR diastolisch (mmHg)	80	60	75	70	71,25
Kreatinin i.S. (mg/dl)	1,5	0,58	0,8	0,6	0,87
Protein i.U. (g/d)	6,2	0,027	0,19	0,17	1,647
Glucose i.S. (mg/dl)	*	99	87	84	90
Cholesterin i.S. (mg/dl)	323	126	220	134	200,75
Albumin i.S. (mg/dl)	2,1	4,99	4,3	3,8	3,798

* wurde nicht bestimmt

Tabelle 5: MCGN-Gruppe B (Tacrolimus) nach 1 Jahr

Patienten (Initialen)	K.B.	L.A.	G.I.	Mittelwert
RR systolisch (mmHg)	90	110	105	101,67
RR diastolisch (mmHg)	60	77	70	69
Kreatinin i.S. (mg/dl)	0,53	0,9	0,7	0,71
Protein i.U. (g/d)	0,2	0,09	0,14	0,143
Glucose i.S. (mg/dl)	95	85	92	90,67
Cholesterin i.S. (mg/dl)	169	132	136	145,67
Albumin i.S. (mg/dl)	4,2	4,0	4,2	4,13

Nach dem Beginn der Behandlung mit einem Angiotensinrezeptorantagonist zeigten in der **FSGN-Gruppe A (Angiotensinrezeptorantagonist)** alle 3 Patienten keine Besserung der Proteinausscheidung im Urin, der Patient B.P. berichtete jedoch über subjektives Wohlbefinden nach drei Monaten Teilnahme an der Studie und entzog sich dann der Aufsicht eines Arztes, weshalb die Unterlagen über ihn drei Monate nach Studienbeginn enden. Er wird als Studienabbrecher wegen mangelnder Compliance gezählt. Bei den Patienten S.E. und M.C. bessert sich das nephrotische Syndrom zu keinem Zeitpunkt innerhalb der Studie. Die Patientin M.C. erhielt das Präparat Candesartan in einer Dosierung von 12 mg/d, die Patientin S.E. das Präparat Losartan in einer Dosierung von 25 mg/d und der Patient B.P das Präparat Eprosartan in einer Dosierung von 450 mg/d. Die Tabellen 6 und 7 zeigen die wichtigsten klinischen und laborchemischen Parameter der drei Patienten, einmal nach 6 Monaten (bzw. nach 3 Monaten bei dem Patienten B.P.) und einmal nach 1 Jahr.

Tabelle 6: FSGN-Gruppe A (Angiotensinrezeptorantagonist) nach 6 Monaten (bzw. 3 Monaten bei B.P.)

Patienten (Initialen)	S.E.	M.C.	B.P.	Mittelwert
RR systolisch (mmHg)	117	120	130	122,3
RR diastolisch (mmHg)	90	85	80	85
Kreatinin i.S. (mg/dl)	1,04	1,76	0,7	1,167
Protein i.U. (g/d)	9,5	3,0	2,4	4,967
Glucose i.S. (mg/dl)	31	107	130	89,3
Cholesterin i.S. (mg/dl)	205	232	216	217,67
Albumin i.S. (mg/dl)	2,52	4,22	*	3,37

* wurde nicht bestimmt

Tabelle 7: FSGN-Gruppe A (Angiotensinrezeptorantagonist) nach 1 Jahr

Patienten (Initialen)	S.E.	M.C.	Mittelwert
RR systolisch (mmHg)	130	120	125
RR diastolisch (mmHg)	80	90	85
Kreatinin i.S. (mg/dl)	0,84	2,15	1,495
Protein i.U. (g/d)	7,9	4,3	6,1
Glucose i.S. (mg/dl)	*	127	
Cholesterin i.S. (mg/dl)	195	*	
Albumin i.S. (mg/dl)	2,72	4,1	3,41

* wurde nicht bestimmt

Nach der Randomisierung in die **FSGN-Gruppe B (Tacrolimus)** erhielt lediglich ein Patient das Studienmedikament Tacrolimus. Die Patienten H.D. und K.M. brachen ohne Angabe von Gründen die Therapie noch vor Erhalt des Studienmedikamentes ab und zählen nun zu den Studienabbrechern. Der Patient B.M. erhielt Tacrolimus, zeigte jedoch keine Besserung der Symptomatik, weshalb nach drei Monaten die Therapie abgebrochen wurde. Das diagnostizierte therapieresistente, lebensbedrohliche nephrotische Syndrom wurde dann mit Cyclosporin A behandelt, was ebenfalls zu keiner Besserung führte. Der Patient wurde dialysepflichtig und erhielt 12/2003 eine allogene Nierentransplantation. Tabelle 8 zeigt die wichtigsten klinischen und laborchemischen Parameter des Patienten B.M. nach drei Monaten Therapie mit Tacrolimus, als ein erneutes Rezidiv festgestellt und Tacrolimus deshalb abgesetzt wurde. Auch hier zeigte Tacrolimus keine Nebenwirkungen.

Tabelle 8: FSGN-Gruppe B (Tacrolimus): B.M. nach 3 Monaten Therapie mit Tacrolimus

Patienten (Initialen)	B.M.
RR systolisch (mmHg)	*
RR diastolisch (mmHg)	*
Kreatinin i.S. (mg/dl)	3,5
Protein i.U. (g/d)	23,0
Glucose i.S. (mg/dl)	107
Cholesterin i.S. (mg/dl)	346
Albumin i.S. (mg/dl)	1,2

3.6. Begleitmedikation

Die Begleitmedikation in der **MCGN-Gruppe B (Tacrolimus)** variierte von Patient zu Patient stark. Der Patient R.G. erhielt neben dem Studienmedikament anfangs weiterhin Prednisolon (40 mg/d), das aber bald ausgeschlichen wurde. Darüber hinaus wurden ihm das Schleifendiuretikum Torasemid (100 mg/d), der Aldosteronantagonist Kaliumcanrenoat (100 mg/d), der α2-Rezeptor-Antagonist Moxinidin (0,4 mg/d), der CSE-Hemmer Simvastatin (10 mg/d), das Sympathomimetikum Etilefrin und zusätzlich ein Vitamin D- und Eisen-II-Präparat verabreicht. Die Patientin K.B. erhielt Levothyroxin (75 µg/d), den Angiotensin-II-Rezeptor-Inhibitor Eprosartan (300 mg/d) und den CSE-Hemmer Cerivastatin. Der Patientin L.A. hingegen wurden der ACE-Hemmer Enalapril (10 mg/d), das Prostaglandin Misoprostol (200 mg/d), den CSE-Hemmer Atorvastatin (10 mg/d), ein Vitamin-D- und Eisen-II-Präparat und zur Antikoagulation Phenprocoumon nach Quick verschrieben. Die Patientin G.I. bekam als Begleitmedikation lediglich den ACE-Hemmer Enalapril (10 mg/d), den H2-Blocker Ranitidin (75 mg/d) und ein Vitamin-D- und Calcium-Präparat.

Die Begleitmedikation in der **FSGN-Gruppe A (Angiotensinrezeptorantagonist)** variierte ebenfalls stark. Während die Patientin S.E. lediglich den CSE-Hemmer Pravastatin (10 mg/d), ein Jod- und ein Vitamin D-Präparat erhielt und die Patientin M.C. nur den Xanthin-Oxidase-Hemmer Allopurinol (100 mg/d), das Diuretikum Xipamid (10 mg/d) und den ACE-Hemmer

Benazepril (5 mg/d) neben dem Angiotensinrezeptorantagonist verabreicht bekam, nahm der Patient B.P. zahlreiche Begleitmedikamente ein. Neben Levothyroxin (100 µg/d), dem Calcium-Antagonisten Amlodipin (10 mg/d), dem CSE-Hemmer Atorvastatin (10 mg/d), dem ß-Blocker Bisoprolol (2,5 mg/d), dem Schleifendiuretikum Furosemid (40 mg/d), den H2-Blocker Famotidin (20 mg/d) wurde ihm auch Prednisolon (100 mg/d) verschrieben.
Die Begleitmedikation in der **FSGN-Gruppe B (Tacrolimus)** war ebenfalls sehr unterschiedlich. Der Patient B.M. erhielt den Angiotensin-II-Rezeptorblocker Valsartan (80 mg/d), den ß-Blocker Metoprololsuccinat (47,5 mg/d), den H2-Blocker Ranitidin (150 mg/d), den α-Blocker Doxazosin und ein Vitamin-D-Präparat. Die Patientin nahm den Angiotensin-II-Rezeptorblocker Candesartan (16 mg/d) und das Diuretikum Hydrochlorothiazid (25 mg/d) ein und die Patientin K.M. den ACE-Hemmer Ramipril (5 mg/d), den H2-Hemmer Ranitidin (150 mg/d) und den CSE-Hemmer Fluvastatin (20 mg/d).

3.7. Langzeitergebnisse der Gruppe MCGN B (Tacrolimus) 2 und 4 Jahre nach Studienende

Die Langzeitergebnisse aller 4 Patienten in der MCGN-Gruppe B sind aus den Tabellen 9 und 10 zu entnehmen und waren sehr unterschiedlich. Patient R.G., der von Anfang an nicht auf die Tacrolimustherapie ansprach und somit als Non-Responder gewertet wurde, erhielt nach der Studienteilnahme eine Therapie mit Cortison, Pankreatin und Vitamin D und wurde nach 2 Jahren dialysepflichtig. Hinzu kamen weitere Erkrankungen (Shuntaneurysma, sHPT, renale Anämie, pAVK, cerebrale Insulte), die den Patienten zusätzlich zu der Nierenerkrankung schwächten. Die Nierenretentionswerte verschlechterten sich innerhalb von 2 bis 4 Jahren, wie in Tabelle 9 und 10 zu entnehmen, stetig, der Patient verstarb 2004.
Die nephrologischen Laborparameter der Patientin K.B. hingegen, die gut auf die Tacrolimustherapie ansprach, verschlechterte sich initial nach Absetzten von Tacrolimus, weshalb die Gabe von Tacrolimus fortgesetzt wurde. Die Patientin erhält bis heute das Studienmedikament. Unter dieser Therapie konnten das Kreatinin i.S. und die Eiweißausscheidung i.U. nach 2 und nach 4 Jahren (Siehe Tabelle 9 und 10) im Normbereich gehalten werden, die Patientin klagte weiterhin über keinerlei Nebenwirkungen von Tacrolimus. Zusätzlich erhielt sie lediglich den Angiotensin-II-Rezeptorblocker Eprosartan, der inzwischen durch den ACE-Hemmer Ramipril ersetzt wurde. Die nephrologischen

Laborparameter liegen noch heute im Normbereich, die Patientin berichtet über allgemeines Wohlbefinden.

Ähnlich verhält es sich bei der Patientin L.A.. Auch hier können wir über gute Ergebnisse nach 2 und 4 Jahren nach Studienteilnahme berichten. Wie aus den Tabellen 9 und 10 ersichtlich liegen hier Kreatinin i.S. und die Proteinausscheidung i.U. im Normbereich. Auch diese Patientin erhält weiterhin Tacrolimus. Nach Beendigung der Studie wurde das Studienmedikament abgesetzt, die Patientin erlitt einen Rückfall, der mit Steroiden nicht in den Griff zu bekommen war, weshalb erneut Tacrolimus zum Einsatz kam. Begleitend verabreichte man der Patientin Corticosteroide, einen ACE-Hemmer, Magnesium, Vitamin D, ein Eisenpräparat, einen Protonenpumpeninhibitor und Marcumar. Unter dieser Therapie konnte die Nierenfunktion bis heute konstant im Normbereich gehalten werden.

Bei der Patientin G.I. hielt der positive Effekt von Tacrolimus leider nicht an. Nach Absetzten des Tacrolimus erlitt die Patientin ein Rezidiv der MCGN. Man begann eine erneute Therapie mit Corticosteroiden, nach deren Beendigung es erneut zu einem Rezidiv kam. Es wurde eine Therapie mit Cyclosporin A in Kombination mit einem Corticosteroid eingeleitet, unter der es nach 3 Jahren wieder zu einem Rediziv kam. Eine weitere Nierenbiopsie zeigte eine FSGN zusätzlich zur MCGN, bei der ein idiopathisches Auftreten nicht ausgeschlossen werden kann. Unter der aktuellen Therapie mit Cyclosporin A, einem ACE-Hemmer, einem Protonenpumpeninhibitor und einem Schleifendiuretikum pendelte sich die Nierenfuntion glücklicherweise im Normbereich ein.

Tabelle 9: Langzeitergebnisse nach 2 Jahren (MCGN-Gruppe B, Tacrolimus)

Patienten (Initialen)	R.G.	K.B.	L.A.	G.I.	Mittelwert
Kreatinin i.S. (mg/dl)	9,3	0,55	1,1	0,9	2,963
Protein i.U. (g/d)	*	0,05	0,06	0,25	0,12

* wurde nicht bestimmt (Patient dialysepflichtig ohne Resturinausscheidung)

Tabelle 10: Langzeitergebnisse nach 4 Jahren (MCGN-Gruppe B, Tacrolimus)

Patienten (Initialen)	R.G.	K.B.	L.A.	G.I.	Mittelwert
Kreatinin i.S. (mg/dl)	8,23	0,6	1,03	1,2	2,765
Protein i.U. (g/d)	*	0,22	0,06	0,08	0,12

* wurde nicht bestimmt (Patient dialysepflichtig ohne Resturinausscheidung)

4. Diskussion

Zur Behandlung der MCGN und FSGN stehen eine Basisbehandlung und eine spezielle Arzneimitteltherapie zur Verfügung. Wichtigstes Ziel der Basistherapie ist eine Reduktion der Proteinurie. Diese kann durch eine Blutdrucksenkung erreicht werden. Bei einem Zielwert von systolisch 125 mmHg lässt sich eine Reduktion der Eiweißausscheidung im Urin um 50 % erreichen (35, 41). Hier sind ACE-Hemmer und Angiotensin-II-Rezeptorantagonisten die Präparate der ersten Wahl. Nichtmedikamentöse Maßnahmen wie eine kochsalzarme und proteinreduzierte Diät können darüber hinaus zu einer signifikanten Reduzierung der Proteinurie beitragen. Effektiv sind diesbezüglich auch eine Nikotinkarenz sowie eine Reduzierung des Körpergewichts bei Adipositas. Auch eine lipidsenkende Behandlung, z.B. mit CSE-Hemmern kann insbesondere bei einer Kombination mit ACE-Hemmern zu einer Verminderung der Proteinurie führen. Ein allgemein anerkannter Zielwert des LDL-Cholesterols lässt sich aber noch nicht benennen (41).

Ödeme lassen sich mit Schleifendiuretika ausschwemmen. Ist die Diurese hierbei nicht ausreichend, kann eine sequenzielle Tubulusblockade durch Zugabe eines Thiaziddiuretikums erreicht werden. Bei thrombembolischen Komplikationen besteht die Indikation zur oralen Antikoagulation, der Stellenwert der prophylaktischen Antikoagulation ist umstritten.

Neben diesen allgemeinen Therapieempfehlungen zur symptomatischen Behandlung gibt es spezielle medikamentöse Therapieansätze. Diese richten sich auf die mittels Nierenpunktion diagnostizierte glomeruläre Grunderkrankung und sollten möglichst in speziell erfahrenen nephrologischen Zentren durchgeführt werden. Dies gilt aufgrund des hoch-variablen Krankheitsverlaufes insbesondere für die Langzeittherapie bzw. die Behandlung von Rezidiven. Zum Einsatz kommen hier, wie in der einschlägigen Leitlinienempfehlung angeführt, Immunsuppressiva wie Kortikosteroide, Cyclosporin A oder Cyclophosphamid bzw. immunmodulierende Maßnahmen (35). Auch für Tacrolimus liegen erste positive Erfahrungsberichte vor.

Die Langzeitprognose der MCGN ist günstig. Trotz einer hohen Rate von Spontanremissionen sollten alle Patienten mit Glucocorticoiden behandelt werden. Bei 90 % der Fälle kann dies zu einer kompletten Remission der Proteinurie führen (27). Innerhalb der ersten Jahre nach Absetzten der Kortisonmedikation tritt bei 30 bis 50 % der Patienten ein Rezidiv auf. Ein zweiter Kortisonzyklus führt dann bei 95 % der Fälle zu einer erneuten Remission (41). Bei Steroidresistenz (fehlende Remission nach 8 Wochen Initialtherapie), Versagen der Steroidmonotherapie oder gravierenden Nebenwirkungen sollte eine Therapie mit Cyclosporin A eingeleitet werden. Ist auch diese ohne Erfolg, so kommt Cyclophosphamid zum Einsatz (35, 41). Auch das nebenwirkungsarme Tacrolimus hat sich bei dieser Indikation bewährt.

Die Prognose der FSGN ist deutlich ernster als die der MCGN, sie führt unbehandelt meistens zu einer terminalen Niereninsuffizienz, die spontane Remissionsrate ist gering. 45 bis 60 % der Fälle reagieren mit einer kompletten oder partiellen Remission auf Kortison, was hier ebenfalls die primäre Therapieoption darstellt (41). Diese muss mindestens 6 Monate dauern, bevor eine Steroidresistenz diagnostiziert werden kann (35). In einem solchen Fall schließt sich ein Behandlungsversuch – wie bei der MCGN – mit Cyclosporin A an, eventuell kombiniert mit Steroiden. Als Behandlungsdauer werden mindestens 6 Monate empfohlen. Bei einem Rezidiv oder einer Teilremission ist eine Dauertherapie indiziert, dies ist leider häufig erforderlich. Demgegenüber ist bei einer Vollremission der Versuch einer Therapiebeendigung durch langsame Dosisreduktion gerechtfertigt (35). Bei einer Cyclosporin-A-Resistenz kann ein Therapieversuch mit Cyclophosphamid unternommen werden (41). Auch bei dieser Glomerulonephritisform gibt es erste günstige Hinweise für einen Effekt von Tacrolimus.

Diese Ausführungen demonstrieren in besonderer Weise, wie schwierig und anspruchsvoll die Therapie beider Glomerulonephritisformen sein kann. Ihre molekulargenetische Entstehung ist noch weitgehend unbekannt, die Klassifikation orientiert sich bislang lediglich rein deskriptiv an histopathologischen Kriterien. Die bisherige Therapie ist daher nicht kausal, sondern rein empirischer Natur. Die empirische Einführung von Immunsuppressiva in das Therapiekonzept der primären Glomerulonephritis hat in der Vergangenheit sicherlich Ergebnisverbesserungen gebracht, kann aber das letztendliche Abgleiten in eine chronische Niereninsuffizienz nicht in jedem Fall verhindern.

Die ersten Therapieversuche der primären Glomerulonephritis mittels Immunsuppression stammen aus dem Jahre 1970. In einer kontrollierten klinischen Studie wurde damals der Effekt von Prednisolon untersucht. Hierbei zeigte sich, dass ein Teil der Patienten auf eine Immunsuppression reagiert und die Progression der Erkrankung bis hin zu einer terminalen Niereninsuffizienz häufig verhindert werden kann. Die Langzeitmedikation mit Kortikosteroiden zeigte aber auch eine Reihe von Nebenwirkungen, was wiederum Anlass gab, nach medikamentösen Alternativen zu suchen. Dies waren zunächst andere Immunsuppressiva wie Azathioprin, Cyclophosphamid und Chlorambucil. Als Ergebnis resultierte eine Verbesserung und Stabilisierung des Outcomes, vor allem bei der FSGN und der membranösen Glomerulonephritis, die sonst schlecht auf eine immunmodulierende

Therapie ansprechen. Seither wurde stetig weiter versucht, die Therapie des nephrotischen Syndromes weiter zu optimieren.

Dieses Ziel konnte zunächst mit Cyclosporin A erreicht werden, das ursprünglich nur in der Transplantationsmedizin Anwendung fand (31). So berichten Maher u. Mitarb. (22) 1988 über eine Studie an 11 Patienten mit nephrotischem Syndrom bei MCGN (n=10) oder IgM-Nephropathie (n=1), die auf Prednison ansprachen, und 4 Patienten mit nephrotischen Syndrom bei steroidresistentem FSGN. Alle 15 Patienten erhielten Cyclosporin A. Die 10 MCGN-Patienten sprachen alle auf Cyclosporin A an und erreichten alle eine Vollremission innerhalb von im Mittel 14,3 Tagen. Nach dem Absetzen des Studienmedikamentes Cyclosporin A erlitten jedoch 5 der 10 Patienten einen Rückfall. 4 dieser 5 Patienten wurden wieder mit Cyclosporin A behandelt und konnten erneut in eine Vollremission gebracht werden. Der Patient mit der IgM-Nephropathie und die 4 FSGN-Patienten sprachen nicht auf Cyclosporin A an. Andere Arbeitsgruppen konnten den günstigen Effekt von Cyclosporin A bestätigen. Kiyomasu u. Mitarb. (16) zeigten in einem Fallbericht ein positives Ergebnis von Cyclosporin A bei einem steroidresistenten Patienten mit membranoproliferativer Glomerulonephritis Typ II. Heering u. Mitarb. (11) stellten in einer Studie an 19 Patienten mit FSGN, MCGN und membranöser Glomerulonephritis ebenfalls den positiven Effekt von Cyclosporin A auf das nephrotische Syndrom heraus. Sie starteten einen Auslassversuch des Cyclosporin A nach einer mind. 6-monatigen Vorbehandlung mit diesem Medikament. Bei allen konnte eine erhöhte Proteinurie im Cyclosporin A-freien Intervall beobachtet werden. Hoyer u. Mitarb. (12) verglichen 2006 in einer Studie an Patienten mit idiopathischem nephrotischen Syndrom das Outcome nach einer initialen Prednison-Therapie (55 Patienten) im Vergleich mit einer initialen Prednison plus Cyclosporin A-Therapie (49 Patienten). In der Prednison plus Cyclosporin A-Gruppe wurde ein Rückfall deutlich später beobachtet, im Median 22,8 Monate im Vergleich zu 12,5 Monate in der Prednison-Gruppe. Außerdem wurde in der Prednison-Therapie-Gruppe nach 6 Monaten bei deutlich mehr Patienten (31,5 %) ein Rückfall registriert als in der Prednison plus Cyclosporin A- Therapie-Gruppe (10,4 %). Die signifikante Verbesserung, die eine zusätzliche Medikation mit Cyclosporin A erbrachte, endete nach 9 bis 12 Monaten. Brogan u. Mitarb. (4) verglichen im Jahr 2000 an 45 Patienten mit idiopathischen nephrotischen Syndrom den Effekt von Cyclosporin A im Vergleich zu einer nur supportiven Therapie. Cyclosporin A erreichte in 65 % der Patienten eine Remission im Vergleich zu nur 16 % bei den Patienten, die eine supportive Therapie erhielten. Die Rückfallquoten nach dem Absetzten von Cyclosporin A waren jedoch hoch, so dass Cyclosporin A über eine lange Zeit eingenommen werden musste. Da aber nach etwa

einem Jahr Cyclosporin A-Einnahme eine erhöhte Nephrotoxizität beobachtet wird, muss man sorgfältig die Nutzen und Risiken der Cyclosporin A-Therapie abwägen (23).
Ein Ausweg kann hier das Immunsuppressivum Tacrolimus sein, bei dem unerwünschte Arzneimittelnebenwirkungen seltener beobachtet werden (25). In der hier vorgelegten Studie soll der Effekt dieser Testsubstanz an zwei der häufigen Formen der primären Glomerulonephritis, der MCGN und FSGN weiter untersucht werden. Empirischer Hintergrund ist ein Bericht von Krämer u. Mitarb. über eine Studie von McCauley und Mitarb. (18, 24) bereits aus dem Jahre 1997. Damals wurden 18 Patienten mit nephrotischem Syndrom bei erwiesener Steroidresistenz mit Tacrolimus behandelt. Bei 10 Patienten konnte eine Teilremission, bei 4 eine Vollremission erreicht werden. Diese Erfahrungen wurden zwischenzeitlich von anderen Arbeitsgruppen bestätigt (21, 26, 31, 37, 40).
Bei unseren Untersuchungen an einem zunächst zahlenmäßig kleinen Patientengut kam es bei 3 von 4 Patienten aus der MCGN-Gruppe unter Tacrolimus-Therapie zu einer kompletten Remission des nephrotischen Syndroms (Responder). Bei einem der drei Responder kam es nach Absetzten der Prüfsubstanz Tacrolimus allerdings zu einem Rezidiv, die beiden anderen Patienten blieben in Remission. Dies lässt sich laborchemisch vor allem durch eine Normalisierung der Proteinausscheidung im Urin, des Serum-Cholesterins und der Albuminkonzentration im Serum belegen. Ähnliche gute Ergebnisse finden sich in der Literatur. Loeffler u. Mitarb. (21) berichteten im Jahr 2006 über eine Studie an 16 Kindern mit MCGN oder FSGN. Bei 15 Patienten lag eine therapieresistente oder -abhängige Glomerulonephritis vor, der 16. Patient litt an starken Nebenwirkungen der initialen Therapie. Bei 13 Patienten kam es zu einer kompletten Remission (81 %), wobei es bei drei von ihnen unter der Tacrolimus-Therapie zu einem Rückfall kam. 2 Patienten zeigten eine Partialremission (13 %), ein Patient zeigte keine Besserung. Keiner der Patienten zeigten Nebenenwirkungen der Therapie. Die Autoren folgern daraus, dass Tacrolimus ein wirksamer, gut verträglicher Wirkstoff zur Behandlung der therapieresistenten Glomerulonephritis ist. Miao u. Mitarb. (26) berichteten über eine Studie, bei der 60 Patienten mit Nephrotischen Syndrom entweder nur mit Prednison oder mit Prednison plus Tacrolimus über einen Zeitraum von 6 Monaten behandelt wurden. In der Tacolimus-Gruppe wurde bei 29 (96,66 %) Patienten eine komplette Remission und bei einem Patienten eine partielle Remission (3,33 %) erreicht. In der Kontrollgruppe (Prednison) zeigten aber auch 27 Patienten (90 %) eine komplette und 3 (10 %) eine partielle Remission. Die Erfolgsquote war in beiden Gruppen zwar über oder gleich 90 %, die Proteinausscheidung in der Tacrolimus-Gruppe konnte jedoch im Vergleich zur Kontroll-Gruppe bereits zwei Wochen nach

Therapiebeginn signifikant gesenkt werden. Ebenso konnte nach dem ersten Monat eine signifikante Verbesserung der Albuminkonzentration in der Tacrolimus-Gruppe im Vergleich zu der Kontroll-Gruppe beobachtet werden. Darüber hinaus zeigten sich in der Tacrolimus-Gruppe ebenfalls keinerlei Nebenwirkungen, während in der Kontroll-Gruppe Akne und Fettleibigkeit auftraten. Westhoff u. Mitarb. (40) berichteten über eine prospektive nicht-randomisierte Studie an 10 Patienten mit steroidresistenter oder- abhängiger MCGN oder FSGN. Nach 6 Monaten wurde bei 5 Patienten (50 %) eine komplette, bei 4 Patienten (40 %) eine partielle Remission erreicht. Ein Patient zeigte eine primäre Tacrolimus-Resistenz, ein anderer Patient eine sekundäre Resistenz, nachdem er zunächst auf Tacrolimus angesprochen hatte. Es wurde eine signifikante Erniedrigung der Proteinausscheidung im Urin bei 77 % der Patienten beobachtet, gefolgt von einem Anstieg des Serumalbumins. Bei 5 Patienten wurde Tacrolimus ausschleichend reduziert, worauf es bei 4 von ihnen (80 %) zu einem Rückfall kam.

Warum Tacrolimus nach einem initialen Versagen von Cyclosporin A sich oftmals als wirksam zeigt, ist bisher unklar. Obwohl beide Wirkmechanismen sehr ähnlich sind, scheint Tacrolimus oft eine Remission herbeiführen zu können, auch wenn die ursprüngliche Behandlung mit Cyclosporin A versagt hatte. Dies ist vor allem aus den vorgelegten Beobachtungen von Krämer u. Mitarb. (18) zu entnehmen, in denen immerhin 14 von 18 Patienten mit Cyclosporin A erfolglos vorbehandelt waren, in der Behandlung mit Tacrolimus aber in 8 Fällen eine partielle und in zwei Fällen eine komplette Remission zeigten. In einer weiteren Studie von Krämer u. Mitarb. (19) zeigten 3 von 7 Patienten eine Partial- und weitere 3 Patienten eine Vollremission unter Tacrolimus-Therapie. 3 dieser 7 Patienten waren vorher erfolglos mit Cyclosporin A behandelt worden. In einer Fallbeschreibung derselben Arbeitsgruppe (32) zeigte die Therapie mit Tacrolimus nach einem ergebnislosen Versuch mit Cyclosporin A eine bioptisch gesicherte Vollremission der MCGN mit einer Normalisierung der Nierenfunktion.

Eine Ursache für das bessere Ansprechen des nephrotischen Syndroms auf Tacrolimus im Vergleich zu Cyclosporin A vermuten Schweda u. Mitarb. in einem wirksameren Effekt von Tacrolimus auf die Zytokinfreisetzung, oder in der höheren Suppression der Produktion des vascular permeability factors (VPF).

Die von Dötsch vorgelegt Studie (9) kommt zu anderen Ergebnissen. Bei 5 Patienten mit steroidresistentem nephrotischen Syndrom und einem Versagen der Therapie mit Cyclosporin A konnte nur bei einem Patienten eine Verbesserung der Symptome unter Tacrolimus-Therapie erreicht werden. Die Ursache für diese im Vergleich zu den von den anderen

Autoren angegebenen deutlich schlechteren Ergebnisse für Tacrolimus bleiben unklar, nachdem die Behandlungsmodalitäten und die Eingangskriterien in die Studie vergleichbar sind.

Warum bei manchen Patienten bei einer erfolglosen Cyclosporin-A-Therapie eine Remission mit Tacrolimus erreicht werden kann und bei anderen nicht, ließ sich letztendlich nicht klären. Da jedoch das Nebenwirkungsprofil von Tacrolimus etwas besser als das von Cyclosporin A ist und auch Nebenwirkungen seltener auftreten, sollte bei einem therapierefraktärem nephrotischen Syndrom nach genauem Nutzen-Risiko-Abwägen eine Therapie mit Tacrolimus eingeleitet werden (7). In Laborversuchen an Ratten zeigten Kobayashi u. Mitarb. (17), dass die Gabe von Tacrolimus keinerlei signifikante Nebenwirkungen oder histologische Veränderungen zur Folge hatte. Dötsch u. Mitarb. (9) berichteten über Nebenwirkungen von Tacrolimus bei nierentransplantierten Kindern. Dabei kam es bei 3 % zu einem neuaufgetretenen, insulinabhängigen Diabetes. Veroux u. Mitarb. (39) legten einen Bericht über 2 nierentransplantierte Patienten vor, bei denen unter Tacrolimus-Gabe eine ernste Neurotoxizität mit tonisch-klonischen Anfällen beobachtet werden konnte. Diese Nebenwirkungen verschwanden, nachdem die Therapie auf Cyclosporin A umgestellt worden war.

Ein eigener Patient (R.G.) sprach nicht auf die Therapie mit Tacrolimus an (Non-Responder). Hier lag bei Therapiebeginn im Gegensatz zu den anderen Patienten das Serumkreatinin mit 1,9 mg/dl deutlich über dem Normbereich, das Albumin im Serum war mit 1,8 g/dl etwa halb so niedrig wie bei den 3 Respondern. Ob solche pathologischen Laborwerte einen Voraussagewert für das Ansprechen bzw. Nichtansprechen haben, ist aus der Literatur nicht genau herzuleiten. Segarra u. Mitarb. (34) konnten zeigen, dass vor allem das Nichtansprechen auf eine frühere Cyclosporin A-Therapie ein negativer Prädiktor auch für den Tacrolimus-Effekt ist, weniger die oben genannten Laborwerte.

In der FSGN-Gruppe A (Angiotensin-II-Rezeptorantagonist) konnte bei keinem der Patienten eine Besserung des nephrotischen Syndroms erreicht werden. Bei allen 3 Patienten zeigte sich eine Progredienz der Proteinurie, der Angiotensin-II-Rezeptorantagonist zeigte keinerlei Wirkung, obwohl er zur Standardtherapie der FSGN zählt. Demgegenüber berichtet Dendorfer (7) 2006 über den günstigen Effekt des Angiotensin-II-Rezeptorantagonisten beim nephrotischen Syndrom in Hinblick auf die Proteinurie. So könne die Eiweißausscheidung im Urin durch eine Dilatation der efferenten glomerulären Arteriolen um 40 bis 50 % gesenkt werden. Zusätzlich wirke diese Substanzgruppe nephroprotektiv bei chronischer Niereninsuffizienz und senke darüber hinaus den Blutdruck. Schwimmer u. Mitarb. (33), sowie Usta u. Mitarb. (38) beschreiben eine Verbesserung des arteriellen Hypertonus und eine Reduktion der Proteinurie mit dem Angiotensin-II-Rezeptorantagonisten Losartan bei steroidresistenten FSGN-Patienten (13). Bei unseren Patienten konnten wir diese Effekte leider nicht beobachten.

In der FSGN-Gruppe B (Tacrolimus) erhielt ein Patient Tacrolimus, zwei weitere in diese Gruppe randomisierte Patienten nahmen diese Therapie nicht auf. Bei dem einzigen Patienten in der Tacrolimus-Gruppe zeigte die Prüfsubstanz keine Wirkung, die Behandlung wurde nach 3 Monaten abgebrochen. In dieser Zeit war das Serumkreatinin von 0,84 mg/dl auf 3,5 mg/dl gestiegen, die Proteinurie von initial 20 auf 23 g/d und das Serumalbumin vom sehr niedrigen Ausgangswert 1,4 weiter auf 1,2 g/dl gefallen. Die Literatur liefert hier jedoch deutlich ermutigendere Ergebnisse. So berichten unter anderem McCalley u. Mitarb. (24) von einer Studie an 7 steroidresistenten Patienten (4 mit FSGN), die mit Tacrolimus behandelt wurden. Zusätzlich war zuvor bei zweien die Therapie mit Cyclosporin A, bei zweien die Therapie mit Cyclophosphamid und bei einem die Therapie mit Chorambucil erfolglos gewesen. Unter Tacrolimus-Therapie zeigten alle bis auf einen Patienten eine Verbesserung der Proteinurie um mindestens 50 %. Drei Patienten erreichten sogar eine Vollremission. Kein Patient klagte über Therapienebenwirkungen, bei einigen wurde eine reversible Nephrotoxizität beobachtet. Nach Absetzten der Prüfsubstanz wurde ein Rückfall jedoch gehäuft registriert. Hsieh u. Mitarb. (14) berichteten 2006 über einige Einzelfälle und kleinere klinische Studien an Cyclosporin A- und steroid- resistenten oder –abhängigen Patienten, die Tacrolimus erhalten hatten. Eine Verbesserung des Outcomes war unter Tacrolimus-Therapie bei FSGN-Patienten erkennbar. Tsugawa u. Mitarb. (37) berichteten über ein 9-jähriges Kind mit FSGN, das zunächst erfolglos mit Steroiden und Cyclosporin A behandelt worden war. Wegen gravierender Nebenwirkungen von Kortison musste die Therapie umgestellt werden, man entschied sich für einen Versuch mit Tacrolimus. Innerhalb von 4 Monaten nach Therapiebeginn wurde eine komplette Remission des Proteinurie erreicht, die Steroide konnten ausgeschlichen werden und es kam zu keinem Rückfall. Darüber hinaus zeigte die Therapie mit Tacrolimus keinerlei Nebenwirkungen.

Die Tatsache, dass bei den in der Literatur vorgestellten FSGN-Patienten eine durchaus positiver Effekt von Tacrolimus beobachtet werden konnte und unser Patient von der Prüfsubstanz nicht profitierte, lässt sich nicht dadurch erklären, dass Tacrolimus bei dieser Grunderkrankung keinen therapeutischen Effekt besitzt. Es ist statistisch eine zufällig negative Einzelfallbeobachtung, die keine allgemeingültige Aussage zulässt. Auffällig bei diesem Patienten ist, dass auch die anschließende Therapie mit Cyclosporin A zu keiner

Besserung führte. Ob dies eine mögliche Analogie zu der oben erwähnten gelegentlichen Beobachtung darstellt, dass Tacrolimus nach einer erfolglosen Cyclosporin A-Behandlung ebenfalls unwirksam ist, muss offen bleiben, nachdem es sich statistisch um eine Einzelfallbeobachtung handelt. Es ist jedoch eine interessante Beobachtung. Dieses Problem könnte dagegen in einer zahlenmäßig größeren Studie untersucht werden. In der Literatur sind bisher keine diesbezüglichen Angaben zu finden.

Insgesamt erhielten in der hier vorgelegten, eigenen Studie 5 Patienten Tacrolimus, 3 zeigten eine Vollremission, 2 keinen Effekt. Daraus lässt sich folgern, dass zumindest ein relativ großer, prozentual noch nicht genau zu beziffernder Teil der Patienten in Übereinstimmung mit der Literatur mit dem problematisch zu therapierenden steroidresistenten nephrotischen Syndrom bei MCGN und FSGN von einer Therapie mit Tacrolimus profitiert. Diese Prüfsubstanz zeigte darüber hinaus bei unseren Patienten keinerlei Nebenwirkungen. In der Literatur wird zwar von ernsten Nebenwirkungen wie Neurotoxizität und Diabetes mellitus berichtet, diese treten jedoch äußerst selten auf (9, 39). Beim Großteil der Patienten ist Tacrolimus dagegen gut verträglich. Aus diesem Grunde kann eine diesbezügliche Therapie bei den hier untersuchten Formen der primären Glomerulonephritis im Rahmen weiterer Studien befürwortet werden, vor allem im Hinblick auf das im Vergleich zu anderen Immunsuppressiva günstige Nebenwirkungsprofil.

5. Zusammenfassung

Die häufigste Ursache des nephrotischen Syndroms ist mit etwa 80 % eine primäre Glomerulonephritis. Die Therapie besteht hierbei in einer symptomatischen Basisbehandlung zur Reduktion der Proteinurie. Medikamente der ersten Wahl sind dabei ACE-Hemmer und Angiotensin-II-Rezeptorantagonisten. Hinzu kommt eine spezielle Medikation mit Immunsuppressiva, zunächst mit Kortikosteroiden. Bei fehlendem Effekt oder starken Nebenwirkungen greift man auf neuere Substanzen wie Cyclosporin A oder Cyclophosphamid zurück. Zwischenzeitlich gibt es aber auch Hinweise auf einen günstigen Effekt von Tacrolimus in dieser Indikation. Für letztere Substanz wird in der Literatur eine höhere immunsuppressive Wirkung als für Cyclosporin A angegeben.

In der hier vorgelegten randomisierten klinischen Studie wurde die Wirkung von Tacrolimus mit der von Cyclosporin A verglichen. Wir behandelten 10 Patienten mit steroidresistentem nephrotischen Syndrom bei MCGN (n=4) und FSGN (n=6). In der MCGN-Gruppe wurden alle 4 Patienten in den Tacrolimus-Arm randomisiert, keiner in den Cyclosporin A-Arm. In der FSGN-Gruppe erhielten jeweils 3 Patienten einen Angiotensin-II-Rezeptorantagonisten (Kontroll-Arm) und 3 Patienten Tacrolimus, wovon aber 2 Patienten die Therapie noch vor Erhalt der Prüfsubstanz abbrachen. In der MCGN-Gruppe zeigten 3 Patienten eine Vollremission, der vierte Patient reagierte nicht auf Tacrolimus. In der FSGN-Gruppe war bei den 3 Patienten im Kontrollarm keine Besserung der Symptome zu verzeichnen, das nephrotische Syndrom war deutlich progredient. Auch der mit Tacrolimus behandelte Patient zeigte keinerlei Veränderung der Symptomatik, vor allem der Proteinurie.

Unsere Ergebnisse bestätigen die bisherigen Literaturangaben, dass Tacrolimus bei Patienten mit steroidresistenter primärer Glomerulonephritis, insbesondere bei der MCGN, einen therapeutischen Effekt auf den Krankheitsverlauf hat. Dies trifft für die meisten so behandelten Patienten zu. Als besonders erfreulich erwies sich bei unseren Patienten die Tatsache, dass keine Nebenwirkungen auftraten. Auch in der Literatur wird wiederholt auf das günstige Nebenwirkungsprofil von Tacrolimus hingewiesen. Dennoch bleibt festzustellen, dass Tacrolimus bisher noch nicht als Standardmedikament zur Behandlung der primären Glomerulonephritis herangezogen werden kann, da die Datenlage hierfür bisher nicht ausreicht. Im Rahmen kontrollierter klinischer Studien ist sein Einsatz aber auf jeden Fall zu befürworten.

Literaturverzeichnis

1) Banfi G., Moriggi M., Sabadini E., Fellin G., D'Amico G., Ponticelli C.:
The impact of prolonged immunosuppression on the outcome of idiopathic focal-segmental glomerulosclerosis with nephrotic syndrome in adults: a collaborative retrospective study.
Clinical Nephrology 36, 53-59, 1991

2) Bargman J.M.:
Management of minimal-lesion glomerulonephritis: evidence-based Recommendations.
Kidney International 55, Suppl. 70, S3-S16, 1999

3) Borel J.F., Kis Z.L., Beveridge T.:
The history of the discovery and development of cyclosporin (Sandimmun).
The Search for Anti-Inflammatory Drugs, Birkhäuser Verlag Boston 1995

4) Brogan P.A., Dillon M.J.:
The use of immunosuppressive and cytotoxic drugs in non-malignant disease.
Archives of Disease in Childhood 83, 259-264, 2000

5) Burgess E.:
Management of focal segmental glomerulosclerosis: evidence-based recommendations
Kidney International 55, Suppl. 70, S26-S32, 1999

6) Cattran D.C., Appel G.B., Hebert L.A., Hunsicker L.G., Pohl M.A., Hoy W.E., Maxwell D.R., Kunis C.L.:
A randomized trial of cyclosporine in patients with steroid-resistant focal Segmental glomerulosclerosis.
Kidney International 56, 2220-2226, 1999

7) Dendorfer U., Mann J.:

Der konkrete Fall: Glomerulonephritis.

Deutsche Medizinische Wochenschrift 131, 93-100, 2006

8) Denton M.D., Magee C.C., Sayegh M.H.:

Immunsuppressive strategies in transplantation.

Lancet 353, 1083-1091, 1999

9) Dötsch J., Dittrich K., Plank C., Rascher W.:

Is tacrolimus for childhood steroid-dependent nephrotic syndrome better than ciclosporin A?

Nephrology, Dialysis, Transplantation 21, 1761-1763, 2006

10) Grabensee B., Bach D., Heering P.:

Immunsuppression in der Therapie der Glomerulonephritis.

Internist 6, 562-573, 1997

11) Heering P., Schneider A., Grabensee B., Plum J.:

Einfluss von Cyclosporin A auf die Nierenfunktion in der Therapie der Glomerulonephritis.

Deutsche Medizinische Wochenschrift 126, 1093-1098, 2001

12) Hoyer P.F., Brodeh J.:

Initial treatment of idiopathic nephrotic syndrome in children: prednisone versus prednisone plus cyclosporin A: a prospective, randomized trial.

Journal of American Society of Nephrology 17, 1151-1157, 2006

13) Hruby Z.:

What is new in therapy of glomerulonephritis in the 2003/2004.

Roczniki Akademii Medycznej w Bialymstoku 49, 166-169, 2004

14) Hsieh D.-T., Hsieh J.-Y., Gao S.-M., Sung J.-M., Huang J.-J.:

Tacrolimus therapy for primary glomerulonephritis.

Journal of Internal Medicine Taiwan 17, 163-168, 2006

15) Jennette J.C.:
Renal Pathology Tutorial
www.gamewood.net

16) Kiyomasu T., Shibata M., Kurosu H., Shiraishi K., Hashimoto H., Hayashidera T., Akiyama Y., Takeda N.:
Cyclosporin A treatment for membranoproliferative glomerulonephritis type II
Nephron 91, 509-511, 2002

17) Kobayashi M., Muro K., Yoh K., Kondoh M., Iwabuchi S., Hirayama K., Ishizu T.,Kikuchi S., Yamaguchi N., Koyama A.:
Effects of FK 506 on experimental membranous glomerulonephritis induced by cationized bovine serum albumin in rats.
Nephrology, Dialysis, Transplantation 13, 2501-2508, 1998

18) Krämer B., Schweda F., Roch P., Liebl R.:
Der interessante Fall: Tacrolimus beim nephrotischen Syndrom.
Nieren- und Hochdruckkrankheiten 26, 381-383, 1997

19) Krämer B., Schweda F.:
Differing proteinuria control with cyclosporin and tacrolimus.
Lancet 349, 953, 1997

20) Lieberman K.V., Tejani A.:
A randomized double-blind placebo-controlled trial of cyclosporine in steroid-resistant idiopathic focal segmental glomerulosclerosis in children.
Journal of the American Society of Nephrology 7, 56-63, 1996

21) Loeffler K., Gowrishankar M., Yiu V.:
Tacrolimus therapy in pediatric patients with treatment-resistant nephrotic syndrome.
Pediatric Nephrology 19, 281-287, 2004

22) Maher E.R., Sweny P., Chappel M., Varghese Z., Moorhead J.F.:
Cyclosporin in the treatment of steroid-responsive and steroid-resistant nephrotic syndrome in adults.
Nephrology, Dialysis, Transplantation 3, 728-732, 1988

23) Mason P.D., Pusey C.D.:
Fortnightly review. Glomerulonephritis: diagnosis and treatment.
British Medical Journal 309, 1557-1563, 1994

24) McCauley J., Shapiro R., Ellis D., Igdal H., Tzakis A., Starzl T.E.:
Pilot trial of FK506 in the management of steroid-resistant nephrotic syndrome
Nephrology, Dialysis, Transplantation 8, 1286-1290, 1993

25) Meyrier A.:
Treatment of primary focal segmental glomerulosclerosis.
Nephrology, Dialysis, Transplantation 14, 74-78, 1999

26) Miao L., Sun J., Yuan H., Jia Y., Xu Z.:
Combined therapy of low-dose tacrolimus and prednisone in nephrotic syndrome with slight mesangial proliferation.
Nephrology (Carlton) 11, 449-454, 2006

27) Nakayama M., Katafuchi R., Yanase T., Ikeda K.:
Steroid responsiveness and frequency of relapse in adult-onset minimal change nephrotic syndrome
American Journal of Kidney Disease 39, 503-512, 2002

28) Orth S.R., Ritz E.:
The nephrotic syndrome.
New England Journal of Medicine 338, 1202-1211, 1998

29) Rebstöck, W.:
Moderne Therapiekonzepte der Glomerulonephritis.
Nieren- und Hochdruckkrankheiten 27, 258-261, 1998

30) Remuzzi G., Bertani T.:
Pathophysiology of progressive nephropathies.
New England Journal of Medicine 339, 1448-1456, 1998

31) Schwarz A.:
New aspects of the treatment of nephrotic syndrome.
Journal of American Society of Nephrology 12, 44-47, 2001

32) Schweda F., Liebl R., Riegger G., Krämer B.:
Case Report: Tacrolimus treatment for steroid- and cyclosporin-resistant minimal-change nephrotic syndrome.
Nephrology, Dialysis, Transplantation 12, 2433-2435, 1997

33) Schwimmer J.A., Markowitz G.S., Valeri A., Appel G.B.:
Collapsing glomerulopathy.
Semin Nephrol 23, 209-218, 2003

34) Segarra A., Vila J., Pou L., Majó J., Arbós A., Quiles T., Piera L.:
Combined therapy of tacrolimus and corticosteroids in cyclosporin-resistant or –dependent idiopathic focal glomerulosclerosis: a preliminary uncontrolled study with prospective follow-up.
Nephrology, Dialysis, Transplantation 17, 655-662, 2002

35) Stahl R. A. K., Schlöndorff D., Braun N., Boesken W., Kühn K., Risler T.:
Leitlinien Innere Medizin: G4 Glomeruläre Nierenkrankheiten
Stand: Dezember 2004

36) Stracke S., Helmchen U., Aymanns C., Kadlec N., Lindemann B., Hüttner S., Keller F.:
Minimal-Change-Glomerulonephritis.
Internist 44, 1090-1097, 2003

37) Tsugawa K., Tanaka H., Nakahata T., Ito E.:
Effective therapy of a child case of refractory nephrotic syndrome with tacrolimus.
Tohoku Journal of Experimental Medicine 204, 237-241, 2004

38) Usta M., Ersoy A., Dilek K., Yavuz M., Gullulu M., Yurtkuran M.:
Efficacy of losartan in patients with primary focal segmental glomerulosclerosis resistant to immunosuppressive treatment.
Journal of Internal Medicine 253, 329-334, 2003

39) Veroux P., Veroux M., Puliatti C., Valvo M., Macaone M., Cappello D.:
Severe neurotoxicity in tacrolimus-treated living kidney transplantation in two cases.
Urologia Internationalis 71, 433-434, 2003

40) Westhoff T.H., Schmidt S., Zidek W., Beige J., van der Giet M.:
Tacrolimus in steroid-resistant and steroid-dependent nephrotic syndrome.
Clinical Nephrology 65, 393-400, 2006

41) Witt M., Schmid H.:
Nephrotische Erkrankungen, medikamentöse Therapie.
Arzneimitteltherapie 24, 382-390, 2006

Lebenslauf:

Persönliche Daten

Name:	Eva-Maria Wagner
Staatsangehörigkeit:	deutsch
Geburtsdatum:	23.10.1980
Geburtsort:	Mainz
Adresse:	Weinmannstr. 2 93049 Regensburg
Familienstand:	ledig
Familie:	Dr. med. Ingrid Wagner, FÄ Innere Medizin Prof. Dr. Peter Wagner, Chefarzt der Chirurgischen Klinik, Klinikum Rosenheim Bruder Tilmann Wagner, geb. 29.09.1988, Schüler (Matura 2007)

Schulbildung

1987 – 1991	Grundschule des Landkreises Marburg- Biedenkopf in Wetter
1991 – 1993	Gymnasium Elisabethschule in Marburg
1993 – 2000	Karolinen- Gymnasium Rosenheim
Juni 2000	Abitur

Hochschulbildung

2000 – 2002	Studium der Humanmedizin an der Ludwig-Maximilian-Universität München
Sept. 2002	Ärztliche Vorprüfung
2002 – 2006	Studium der Humanmedizin an der Universität Regensburg
Sept. 2003	Erster Abschnitt der Ärztlichen Prüfung
Okt. 2005	Zweiter Abschnitt der Ärztlichen Prüfung
Okt. 2006	Dritter Abschnitt der Ärztlichen Prüfung

Berufsausbildung

Jan. 2007 - Dez. 2007	Assistenzarztstelle in der Radiologischen Abteilung des Klinikums Hohe Warte Bayreuth
Jan. 2008	Assistenzarztstelle in der Radiologischen Abteilung des Klinikums der Barmherzigen Brüder Regensburg

Danksagung:

Ich möchte Herrn Prof. Dr. B. Krämer für die Überlassung des Themas und die Betreuung danken.

Bedanken will ich mich auch bei meinen Eltern für die vielfältige Unterstützung bei meinem Studium. Mein ganz besonderer Dank gilt meiner Mutter. Sie hat mich in verschiedene auswärtige Universitätsstädte begleitet, wo ich die umfangreichen Patientenakten für meine Doktorarbeit kopiert habe. Meinem Bruder Tilmann und meinem Freund Peter danke ich besonders für die zahlreichen Tricks, die sie mir am PC gezeigt haben, damit das Layout dieser Arbeit dem erforderlichen Standard gerecht wird.